MI VIDA JUNTO A UN ENFERMO DE ALZHEIMER

Mi vida junto a un enfermo de Alzheimer

Margarita Retuerto Buades

Edición de
Flora Sáez

la esfera de los libros

Primera edición: febrero de 2003

Avenida de Alfonso XIII, 1, bajos
28002 Madrid
Teléf.: 91 296 02 00 • Fax: 91 296 02 06
Pág. web: www.esferalibros.com

Diseño de cubierta: Compañía
Ilustración de cubierta: Getty Images
ISBN: 84-9734-108-2
Depósito legal: M. 2.512-2003
Fotocomposición: Versal AG, S.L.
Impresión: Rigorma
Encuadernación: Martínez
Impreso en España-*Printed in Spain*

Índice

A mis hijos por su cariño.
A mis amigos por su apoyo.
Pero sobre todo a él,
por haberme dicho un día que me quería.

Introducción

Sentimientos e intenciones

Se suele decir que el Alzheimer es una enfermedad que ataca a la cabeza del enfermo y al corazón de la familia. Y puedo dar fe, como lo haría cualquiera de las personas que hayan estado en contacto o conocido de cerca este mal, de hasta qué punto esa afirmación es cierta. Durante los últimos años buena parte de lo que mis hijos y yo hemos intentado hacer ha sido rodearnos de un colchón que ayudara a amortiguar el dolor y la desazón que el Alzheimer ha traído a nuestras vidas desde que mi marido, José Antonio, comenzase a manifestar los primeros síntomas en 1996. Así es que se podría pensar que escribir este libro ha sido, en este sentido, una decisión poco inteligente: volver a recordar lo sucedido en todo este tiempo, y hablar de lo que hoy ocurre es como arrojar sal sobre una herida que está en carne viva. ¿Qué sentido tiene entonces todo esto? Si estas páginas ya no pueden ayudar a José Antonio y a nosotros aún nos hace tanto daño ¿para qué escribirlas? Porque no son en absoluto un ejercicio de masoquismo. Porque este dolor no es inútil. Este libro está cargado de sentido, y mucho. Para nosotros, y también para José.

¿Cómo explicarlo? Para hacerlo necesito echar mano de los sentimientos —ahora estoy escribiendo con y desde el corazón, no con el razonamiento— con los libros que más y mejor me han acompañado durante los últimos tiempos: *Ele-*

gía a Iris, de John Bayley, y *Diccionario de los sentimientos,* de José Antonio Marina y Marisa López Penas. El primero de ellos es el homenaje que el escritor y crítico literario británico dedica a su compañera, la también escritora, aunque mucho más afamada, Iris Murdoch, que cayó enferma de Alzheimer en 1994, cuando tenía 74 años, y falleció en brazos de su esposo cinco años después. Creo que Bayley hace en este libro la mejor definición de cuantas puedan hacerse de lo que significa convivir con este mal: «El Alzheimer es en realidad como una niebla insidiosa, apenas perceptible hasta que todo lo que tienes a tu alrededor desaparece por completo. [...] Luego la niebla se disipa y aparece el precipicio bajo tus pies.» El escritor se pregunta también en varias ocasiones a lo largo de su libro: ¿Qué pensará Iris?, ¿qué le pasará por la cabeza? Lo mismo me pregunto yo: ¿pensará en algo José Antonio? ¿Se estará preguntando si puede escapar de su enfermedad, o cómo hacerlo? No puedo saber de qué manera él elaborará sus pensamientos, si es que todavía lo hace, aunque creo que sí. No puede comunicarlos, ni apenas comunicarse. De lo que no me cabe duda es de que siente, ¡y cómo! Está en el último estadío de evolución de la enfermedad, pero todavía me reconoce e incluso, a veces, me sonríe. Siente la ternura y se calma cuando escucha una voz que le es familiar. Escribir este libro ha sido un intento más de acercarme a José Antonio desde su enfermedad, de intentar aproximarme a lo que todo esto le ha supuesto y aún le supone.

Estas páginas son también un tributo a un amor desesperado. Ha tenido que pasar todo esto para hacerme recapitular y darme cuenta del significado profundo que tiene el compromiso que un día ambos adquirimos respecto a nosotros mismos y respecto a nuestras vidas en común. La rutina cotidiana había acabado por empañar más de treinta años de matrimonio y, desgraciadamente, ha tenido que ocurrir algo así para que me diera cuenta no sólo de lo que he perdido sino, sobre todo y más importante, de lo que todavía tengo, aunque el sentimiento de pérdida, como la misma enfermedad, sea irreversible: ésa es mi desesperación.

A este amor, sin embargo, le caben muchos otros atributos aparte de la tristeza, y todos ellos son los que dan sentido a este libro. Uno es, ya lo he dicho, el compromiso. El compromiso de acompañar a un ser querido en su camino y de poder hacer útil esta vivencia que, por desconocida, temida y vergonzosa ha permanecido oculta durante mucho tiempo. Y aún lo está en muchos casos.

Otro es el homenaje. Porque quiero que no se olvide la memoria de José y la mejor manera que tengo de decirle que le quiero y cuánto significa para mí es resaltar todo aquello que él hizo y representó para todos nosotros. No quiero que muera y este pequeño libro es una aportación a su memoria.

También la solidaridad. Porque el dolor compartido es más útil y más llevadero. Pessoa se expresaba así en un bellísimo relato que recuerda en su diccionario José Antonio Marina: «Si escribo lo que siento, es porque así disminuyo la fiebre de sentir.» Y yo digo: «Si escribo lo que siento, es porque así disminuyo el dolor de mis sentimientos.» Ojalá también que, con ello, otras personas que atraviesen las mismas circunstancias que nosotros puedan sentirse un poco menos solas. Que pueda comenzar a hablarse del Alzheimer con mucha mayor naturalidad. Y que se sepa que detrás de esta enfermedad están los desvelos y el trabajo anónimo y silencioso de miles de familias que frecuentemente se encuentran en el más absoluto de los desamparos.

Además, la rebeldía. Porque yo no estoy resignada, ni mucho menos. Acepto la irreversibilidad de la enfermedad, lo contrario sería estúpido por mi parte. Pero esta aceptación no ha hecho de mí un ser indefenso ni desesperanzado. La esperanza, en mi caso, ha surgido al descubrir la vital importancia del factor humano. Esta enfermedad cruel y aniquiladora me ha hecho aceptar la verdad profunda de algo que ya intuía: de poco sirve la brillantez y la inteligencia —del dinero ya ni hablo— si no sabes estar a la altura de los hombres y de sus problemas.

Y la gratitud. Porque estoy en deuda con José Antonio. Y sé que a él este esfuerzo le reconfortaría.

Madrid, febrero de 2003

Capítulo I

Primeros síntomas

Menos mal que uno encuentra tibios destellos de luz cuando parece que alrededor todo son tinieblas. Ráfagas tímidas y fugaces que ayudan a hacer algo más llevadera la existencia. Hoy es uno de esos días en que puedo sentirme algo más satisfecha. Nada hacía presagiar que así sucedería. Había puesto el despertador a las nueve, como casi todas las mañanas, con la esperanza de que la llegada de unos días más luminosos —estamos todavía en marzo, pero parece que la primavera ha llegado adelantada— me hiciera más fácil despegarme de la cama. Pero no hay manera. Y no es que me falten las obligaciones que me empujen a levantarme, ni mucho menos. Hace más de cinco meses que se acabó mi mandato como Vocal del Consejo General del Poder Judicial pero tan sólo dispongo de un año de «gracia» en el que seguiré percibiendo ingresos mientras encuentro otro trabajo. En fin: la Margarita Retuerto Buades que se despierta cada mañana es una mujer de 57 años, en paro técnico, que debe resolver su futura subsistencia y seguir siendo el principal pilar que sostiene a su familia: dos hijos emancipados, un tercero que todavía vive en casa y un marido enfermo de Alzheimer desde hace seis años.

Es tan poco alentador el horizonte que la mayoría de los días, cuando el despertador suena, siento como si mi cuerpo pesara toneladas y no pudiera incorporarse, ni siquiera desembarazarse de las sábanas. La batalla dura largos minutos. A veces incluso hasta más de media hora en la que se cruzan por mi cabeza todo tipo de ideas imposibles y evasivas. Por ejemplo, que me gustaría viajar a Estados Unidos, completamente sola, dedicarme a estudiar y permanecer allí «perdida» por tiempo indefinido. Pero la necesidad acaba por patearme en el trasero y arrojarme de la cama con cajas destempladas. Hoy, al menos, me esperaba una grata sorpresa.

Tras despejarme y asearme, fui al otro lado de la casa, el que ocupa mi marido, a darle los buenos días. Hace años que dormimos en habitaciones separadas. Lo encontré sentado a la mesa, desayunando bajo la mirada atenta de Bergman, el cuidador boliviano que ha estado con él durante los últimos tres años y que pasa las noches junto a su cama, un hombre afable y cariñoso, de paciencia infinita. José Antonio sostenía con ambas manos la taza de Cola Cao y cualquiera que lo hubiese visto en ese momento hubiera pensado que estaba a punto de caérsele y hacerse añicos contra el suelo de plaqueta, pero el cuidador y yo sabemos que nada más lejos de eso. Que, curiosamente, sus movimientos son costosos pero sumamente delicados y precisos. Que incluso es capaz de coger los cuatro patos de cerámica que están sobre la estantería y llevarlos, entre ambas manos, de un lado a otro de la casa sin que el esmalte sufra siquiera un ligero rasguño. Algo de lo que, tanto Bergman como yo, seríamos incapaces...

Cada día le saludo siguiendo el mismo rito: «Hola mi amor. Buenos días, mi chico», le digo medio chillando desde la puerta de la sala, con tono pretendidamente eufórico, mientras abro y extiendo los brazos en el aire, como quien reclama un abrazo. Él sonríe, y a veces también, pocas, hace ademán de alzar los brazos. Faltan pocos minutos para que el conductor del Centro Gers, donde pasa las mañanas, venga a buscarle. A veces incluso yo me tengo que marchar antes pero hoy es sábado y ninguno de los dos tenemos obligaciones que nos hagan salir de casa.

Un par de horas más tarde, antes de cumplir la rutina de sus paseos diarios, José deambula inquieto por la casa. Llega al salón en el que me encuentro haciendo algunas gestiones, el lugar que todavía alberga su sillón preferido, aquél junto a la biblioteca en el que pasaba horas leyendo. Se pega a mi lado como si fuera mi sombra, y no se separa por más que yo vaya de un lado a otro de la sala. Siempre es así, busca estar lo más cerca posible de la persona a la que se encuentre más próximo. Es su forma de combatir ese miedo cerval que le acompaña a todas partes y le nace de dentro. «José, te quiero», le he dicho. «Yo a ti también», ha respondido. ¡Me ha contestado! «Yo a ti también», me ha dicho. ¡Ha entendido el significado de mis palabras y me ha respondido! Sé que por unos segundos al menos ha sabido que esa mujer que estaba junto a él en el salón de la casa, la misma que extiende los brazos al aire cada mañana, es la misma con la que se casó hace más de 30 años. «Pero es que te quiero mucho, José», he continuado, creyendo que era posible volver a escuchar otra respuesta como aquélla, un auténtico bálsamo para mi corazón. «¡Vaya por Dios!», ha dicho entonces, perdiendo el hilo. Y eso mismo es lo que yo he pensado: «Vaya por Dios, qué breve ha sido la dicha.» Unos pocos segundos que han bastado para hacerme recordar que esa persona enferma que vaga por la casa es mi marido. ¿Les extraña la afirmación? Pues no les extrañe. Uno de los mecanismos con los que me he ayudado para sobrevivir todos estos años a la guerra del Alzheimer es pensar que mi marido está muerto. Que ese cuerpo masculino enfermo y atormentado con el que convivo corresponde, en efecto, al de mi marido, pero que el José Antonio Gómez-Bárcena que yo conocí con 21 años, cuando era una chica aplicadísima que estudiaba cuarto de Derecho en Salamanca y él un teniente, magnífico profesor de vuelo, el hombre a cuyo lado he pasado tanto tiempo, no es ése: su espíritu y todo lo que él era y representaba para mí están en otro lado. ¿Les parece rebuscado? Creo que cualquier persona que haya convivido con un enfermo de Alzheimer sabe perfectamente a lo que me refiero.

Ha tenido que pasar todo este tiempo, seis años de dolorosa enfermedad, para que eche de menos a mi marido. Añoro a José Antonio terriblemente. Le extraño con desesperación. ¿De qué me sirve contemplar un atardecer si él no está conmigo? Ahora sólo me quedan sus recuerdos, esta persona doliente y atrapada por la enfermedad que se le parece y todavía lleva su mismo bigote, y varias fotografías suyas repartidas por la casa. Una de las preferidas por él está precisamente en una pequeña mesa auxiliar próxima al que fue su sillón de lectura. Está al timón de una vieja Bucker de tela, la avioneta con la que aprendió a volar en la Academia del Aire de San Javier (Murcia). Es uno de aquellos míticos aparatos que se ven en las películas sobre los pioneros de la aviación y, en esa fotografía, con las gafas caladas y su elegantísimo bigote, estaba tan atractivo como Gary Cooper en el papel de Charles Lindberg, aquel intrépido maravilloso que cruzó por vez primera el océano Atlántico sin escalas, de Nueva York a París, a los mandos del *Spirit of San Luis.*

Las fotografías nos hablan, es obvio. Pero no son los únicos objetos que lo hacen. Hay dos objetos en mi vida que hablan de una parte de mi existencia casi tan bien como, en ocasiones, yo misma puedo hacerlo. Uno es un álbum rojo de fotografías que mis hijos y yo regalamos a José Antonio cuando cumplió cincuenta años, la carpeta anillada que contiene algunos de los momentos más significativos de su vida. Y también de la mía. Recorrer sus hojas plastificadas, ordenadas con cariño y mucho esmero, es un paseo para los sentidos. El segundo de esos objetos es una carpeta negra. Un archivador desvencijado, fúnebre y desordenado que contiene los informes médicos acumulados por mi marido durante los últimos seis años. Son tantos los papeles, es tan larga la pesadilla, que las hojas hace ya tiempo que a duras penas caben y hasta pareciera que tienen ganas de reventar de una vez por todas el dolorido lomo del archivador. Algunas rebosan por los costados y el tiempo ha comenzado a roer sus bordes. Yo le dejo hacer. Es como si desease que las destruyera por completo.

Esa carpeta negra e infausta está pidiendo a gritos que una mano amable ponga orden a sus tripas, algo de lo que yo me siento incapaz. Sólo con verla se produce en mí un desgarro incontenible. Por eso no resultará difícil entender que el día que volví a cogerla para revisar los papeles que me ayudaran a escribir este libro, por primera vez me arrepintiese de lo que estaba haciendo. Abrir esa carpeta es encontrarse de nuevo, frente a frente, con la brutalidad de la enfermedad. Ahora que han transcurrido algo más de seis años desde que el Alzheimer comenzara a formar parte fundamental de nuestras vidas, sigue siendo algo terrible y doloroso, pero nos hemos acostumbrado a convivir con él. Antes fue peor. Durante muchos meses, más bien años, hubo tres palabras que nos dominaron por completo: miedo, terror, pánico. Miedo ante la presencia de un mal poco conocido que había entrado en nuestra casa sin pedir permiso. Terror porque nos sentíamos superados, aniquilados. Pánico frente a un futuro incierto, pero cargado con los peores presagios. Aquellos primeros años fueron horribles. Hubiera querido olvidarlos... No es posible.

¿Cuándo comenzaron los primeros síntomas de nuestra pesadilla? Suele suceder con esta enfermedad que no se puede establecer una línea divisoria clara. Uno comienza a sentirse mal, a notar que hay algo que no funciona como antes y que la cabeza pierde facultades sin que haya evidencia alguna de que existe un deterioro neurológico, sin que nadie pueda diagnosticar que nos encontramos en presencia del Alzheimer. En esos primeros momentos no es extraño que el problema se confunda con una depresión, con un mal de raíz psicológica. Es lo que sucedió en el caso de José Antonio. Mi marido no era precisamente la alegría de la huerta, ni un prodigio de energía y vitalidad, pero se mostraba más retraído de lo normal y se sentía desganado como nunca. A todas luces, estaba deprimido. Era lo que pensaba él mismo y lo que pensábamos los demás. ¿Pero a qué venía esa depresión en un hombre que a sus 56 años atravesaba uno de los momentos más dulces de su trayectoria vital? ¿Dónde estaba el problema? Sus amigos no dejaban de preguntárselo en voz alta, con la esperanza de que la evidencia de la única respuesta que entonces parecía posible —«Es cierto, no tiene sentido que esté así porque no tengo problemas y la fortuna me sonríe»— le hiciera reaccionar y salir del pozo donde parecía hundirse día a día. «Pero José Antonio, ¿de qué te quejas? Tienes una mujer guapa e inteligente que te quiere, unos hijos sanos e inteligentes a los que no les va a faltar trabajo, una casa estupenda, un trabajo envidiable en una compañía en la que estás muy bien considerado...» Así era. No podía aducir razón ni pesar alguno. Pero no había otra respuesta: «No me encuentro bien.»

«No me encuentro bien», «no me encuentro bien». Soy incapaz de recordar qué día o en qué momento mi marido me dijo, por primera vez, esas palabras. No hacía falta que las pronunciara cada día para que comenzasen a presidir nuestra vida. Confieso que aquella languidez de José, su completa atonía, me intranquilizaban a veces, pero otras me exasperaban. Pero por entonces, finales de 1995, andaba yo mucho más preocupada por mis obligaciones en el Defensor del Pueblo, en un momento en que la institución, y yo misma, nos encontrábamos en plena transición. Además, pensaba que por irrazonable que pareciera el profundo desánimo de José, ¿quién está libre de padecer una depresión en nuestros días?

No todo eran trabajo y preocupaciones. En enero de 1996, junto a un grupo de amigos —pilotos y compañeros suyos en su mayoría—, fuimos a practicar una de nuestras aficiones favoritas: el esquí y la montaña. Nuestro entusiasmo ante esa sensación insuperable de deslizarse por la nieve nos había llevado ya a muchos lugares. Ni qué decir tiene que, prácticamente, conocíamos cuantas estaciones hay en España y, también, otras tantas en distintas zonas de los Alpes. ¡Incluso a las montañas de Colorado (EE UU) nos habíamos ido con los esquís en ristre! Para aquella ocasión habíamos elegido un precioso balneario de alta montaña en los Alpes suizos, no muy lejos de Ginebra. Por primera vez se sumaron a nuestro grupo de habituales un pediatra y su esposa. Una pareja agradable con la que pronto congeniamos. José Antonio aprovechó la presencia de aquel médico para comentarle su preocupación por sus cada vez más persistentes olvidos. Por ejemplo, pensaba en algo que tendría que hacer inmediatamente, tareas sencillas y anodinas como: uno, ir a la habitación, dos, coger la agenda, tres, llamar por teléfono y, cuatro, anotar la cita... y, de repente, aquella secuencia tan simple es como si se hubiera evaporado de su cabeza por completo. ¿Qué es lo que iba a hacer? Por no hablar de las llaves, o de los códigos de las tarjetas...

El pediatra captó la inquietud de mi marido y le comentó que cualquiera, en un momento dado, puede atravesar una de esas fases en las que está más olvidadizo y que un hombre de su edad no debía preocuparse por tener, de vez en cuando, leves fallos de memoria. Que no es extraño que a todos, de vez en cuando, se nos olviden las cosas.

Al regreso de aquellas pequeñas vacaciones José Antonio pasó sin problemas la revisión obligatoria del Centro de Investigación de Medicina Aeronáutica (CIMA). Cada seis meses debía someterse a aquellas pruebas, y cada año a otras realizadas por su compañía. En el CIMA, el doctor Juan Carlos le conocía bien y sabía hasta qué punto llevaba una vida sobria y se cuidaba. Habían estrechado su relación cuando en 1983, meses después del aciago accidente que acontenció cuando José Antonio era Director de Operaciones de Aviaco, una colesterolemia amenazó con dejarle en tierra para siempre. Juan Carlos estaba familiarizado con el estrés y las dificultades a las que están sometidos los pilotos por motivos de su profesión así que no le dio mayor importancia a la desgana y al bajo tono vital que manifestaba el comandante Gómez-Bárcena (que luego se transformaría en G. Bárcena y, a la postre, directamente en Bárcena). Unas vitaminas debían bastar para hacerle capear aquel leve temporal. Los pilotos no pueden consumir fármacos cuando están en activo.

Pero la tormenta no remitía. Cuando no estaba volando, José se pasaba los días en casa, anclado en su sofá favorito, intentando ejercitar la memoria con la lista de los reyes godos o con un libro entre las piernas. Aquel asiento, junto a la librería y al lado de la ventana, había sido siempre su rincón predilecto, su rincón, pero nunca le había mostrado un apego semejante, ni había pasado tantas horas sin separarse de él. Todavía recuerdo a mis hijos comentarlo con asombro: «¡Papá se pasa el día entero sentado en el sofá!» Y así era, en efecto.

Por aquel entonces José empezó a hablar conmigo de su jubilación, que habría de llegarle en el año 2000. Causó en mi cierta desazón escucharle hablar con anhelo de aquel momento en que dejaría de volar para siempre —¡él que era un enamorado de los aviones!—, y no podía hacer otra cosa que atribuir aquel súbito desinterés profesional a su estado anímico. ¿Qué iba a ser si no? Para darle ánimos le decía que por entonces, cuando llegase aquel ansiado año 2000, yo estaría menos ocupada y podríamos pasar más tiempo juntos. La falta de tiempo para compartir, su soledad, había sido una de sus quejas más recurrentes desde que, 15 años después de habernos casado, comenzase mi vida profesional. Pero ese futuro de mayor sosiego —y eso no me atrevía a decírselo entonces— me parecía todavía terriblemente lejano en el tiempo, inmersa como estaba en plena vorágine: llevaba un año como Defensora del Pueblo en funciones y comenzaba a entrever que el Consejo General del Poder Judicial sería el siguiente paso en mi carrera.

Ni mis jornadas de trabajo maratonianas, ni mis numerosas responsabilidades institucionales, ni mis muchas obligaciones podían distraerme de lo evidente: pasaban los meses y José no levantaba cabeza. Seguía cumpliendo con sus obligaciones pero el tono vital seguía mustio, no mejoraba, su capacidad de respuesta parecía menor y la mecánica repetición de las listas de los reyes godos no había tenido ningún efecto: los olvidos y despistes seguían repitiéndose. No recordar dónde había dejado las llaves le sumía en la desesperación. He de confesar que en algunos momentos aquella apatía persistente también conseguía desesperarme. Mis reacciones oscilaban entre el enfado, la incomprensión y los esfuerzos más denodados por sacar a mi marido de aquel inesperado bache en el que se encontraba. Siempre había tenido que tirar de él para que dejara de un lado sus queridos libros y fuéramos a alguna fiesta o a cenar con los amigos. Yo era, con mucha diferencia, la más sociable de los dos, la organizadora del programa de salidas, reuniones y festejos. Nunca me había costado demasiado llevármelo del brazo pero ahora eso requería por mi parte mucho más esfuerzo.

Consciente como era de la delicada situación por la que atravesaba, intentaba tener algo más de tiempo libre para que pudiéramos estar juntos, aunque siempre menos del que me hubiera gustado. La nieve seguía siendo, por supuesto, una buena excusa. En abril de 1996 disfrutamos del que quizá haya sido el mejor de nuestros descensos en común. Fue en Sierra Nevada. Bajábamos sobre nieve virgen, en la pista Monte Bajo. Esquiar le relajaba como pocas otras cosas conseguían hacerlo. La velocidad, el viento frío contra la cara, son sensaciones insuperables. Yo iba detrás de él, y todavía recuerdo la estela deliciosa de la nieve que levantaba a su paso. Viéndole deslizarse de aquel modo nadie hubiera podido imaginar que estuviera tan cerca del precipicio. Pero ni siquiera aquellos placeres podían borrar la huella de preocupación que ensombrecía su rostro. No había lugar para lamentarse: soy una mujer práctica por los cuatro costados y estaba decidida a encontrar como fuese el origen del mal, la causa de aquel estado de ánimo.

Decidí comentar lo que sucedía con la doctora María del Carmen Martínez, una psiquiatra asesora del Defensor del Pueblo que había colaborado conmigo en la elaboración de importantes informes. La doctora Martínez era para muchos de los que trabajábamos en la institución más que una compañera. Era nuestra médico de cabecera, nuestra confesora y nuestra amiga. Y en calidad de amiga le pedí que viera a mi esposo. Se encontró frente a un hombre sumamente preocupado y confuso. Muy confuso. Y aunque intentó tranquilizarnos diciendo que aquello no tenía por qué ser nada serio, nos recomendó que hiciéramos algunas pruebas neurológicas, más que nada para salir de dudas...

Así fue como en julio de 1996, un mes después de que José hubiera pasado el control médico obligatorio sin que se le detectase ningún problema que le impidiera volar, llegamos a la consulta de Alberto Portera Sánchez, catedrático de neurología de la Universidad Complutense de Madrid y una de las mayores eminencias españolas en la materia. José Antonio le cuenta que está desanimado y confuso, que las ideas se le van de la cabeza, pero que es capaz de corregir y superar en pocos instantes esos despistes. Portera ordena un examen neurológico y sugiere una visita al psiquiatra, pero tanto las impresiones de éste como las pruebas que él mismo realiza no muestran ninguna patología significativa. La exploración neurológica resulta normal, las pruebas psicométricas, también; el cociente verbal y el manipulativo son los correspondientes a alguien con alto nivel de desarrollo neuronal. Si acaso, nos explica Portera, se detecta una pequeña diferencia entre el primero de estos cocientes y el segundo, que intuye pueda deberse a alguna lateralización del cerebro. Es decir, podía existir un leve endurecimiento de las neuronas del hemisferio derecho, algo que, en su parecer, no tiene por qué extrañar en una persona de su edad. Nada que pueda indicar la existencia de un claro deterioro neuronal. Tampoco es posible achacar el problema a una depresión latente, de la que el psiquiatra no encuentra indicio alguno. ¿Qué pensar entonces? En octubre volvimos a la consulta del doctor Portera. Los resultados fueron similares.

Continuábamos sin saber qué es lo que estaba pasando pero algo nos decía a los dos que se avecinaba una tragedia. ¿Cómo explicarlo? En la naturaleza existen ese tipo de presagios. Poco antes de que acontezca un desastre, por ejemplo, un movimiento de tierra o un maremoto, suele hacerse un silencio denso e impenetrable que precede a la cólera desatada de los elementos. Los animales, la naturaleza entera, intuyen lo que les espera. Afortunadamente, no me ha tocado vivir desastres de ese tipo, pero sí he estado en presencia de otros fenómenos no menos temibles que se producen en las montañas y tienen la nieve como protagonista. Conozco los aludes. Conozco ese ruido bronco y angustioso que se escucha antes de que toneladas de nieve fría y violenta caigan sobre ti y devoren cuanto encuentran a su paso. Algo parecido a ese ruido bronco y angustiante era el que José Antonio y yo percibíamos entonces. No hablábamos de ello pero creo que ambos sabíamos, compartíamos, que algo terrible y brutal, como un alud de nieve, se nos venía encima.

Con el paso del tiempo los síntomas se habían agudizado, aunque nadie había conseguido decirnos todavía cuál era la causa. En enero, mi marido volvió a pasar sin problemas las pruebas del CIMA. Un par de meses después ocurrió uno de los episodios más preocupantes de cuantos hasta el momento había vivido. Me llamó desesperado desde su teléfono móvil para explicarme que, de repente, cuando iba conduciendo camino a Cuatro Vientos, a las afueras de Madrid, se le había quedado la mente en blanco de tal modo que no reconocía el lugar donde se encontraba ni era capaz de encontrar ningún camino que le condujera a destino alguno. Aquella sensación terrible había durado unos pocos segundos, al cabo de los cuales la nube que mantenía bloqueada su mente se deshizo y fue capaz de encontrar el camino de regreso a casa. Me duele imaginar la terrible angustia que debió de embargarle en aquellos momentos.

José seguía volando. Saber quién era el segundo que le acompañaba a bordo se convirtió en una de sus principales preocupaciones. Otra, cumplir su plan de vuelos, no equivocarse con los horarios. Colocó relojes y calendarios con los vuelos programados en los puntos estratégicos de la casa para evitar cualquier equivocación o despiste.

Sucedió una mañana de primavera, creo recordar que en la primera o segunda semana de abril. Fui yo quien atendió el teléfono. Llamaban del departamento de operaciones de la compañía: «Buenos días, ¿el comandante Bárcena, por favor?» «No está en casa, ha salido a dar un paseo con el perro.» Le encantaba pasear con Toy, un chucho mitad boxer, mitad braco que había adoptado con la intención de hacer de él un perro de caza. Propósito baldío. Aquel animal no servía para otra cosa que para hacer travesuras, dar cariño y acompañar a su dueño en sus paseos. Y en ello andaba, ajeno a la desgracia que se avecinaba aquel día. Al comandante Bárcena se le había olvidado que aquella mañana volaba. No, no es que lo hubiera apuntado mal en su libro de operaciones. Estaba perfectamente apuntado y señalado. Sencillamente, se le había olvidado.

Poco después volví a atender el teléfono. En esta ocasión era uno de los compañeros de José, uno de sus amigos. Me preguntó qué le pasaba. Hacía algún tiempo que le encontraban mal. A veces le había notado alguna dificultad en las maniobras. Nada serio, duraba apenas unos segundos. Pero su inseguridad, en ocasiones, era evidente. Nadie me había dicho que le ocurriera nada parecido hasta entonces.

Aquel mismo día le dije a mi marido lo que pensaba: tenía que hablar sin más demora con el Director de Operaciones de la compañía para pedirle unas semanas de descanso. «Pero tenemos muchos vuelos y hay poca gente. Si lo hago fastidiaré a mis compañeros...» Por la tarde llamó a la empresa. Le dieron una baja por incapacidad laboral transitoria causada por agotamiento físico. Nunca volvería a volar. Era abril de 1997. El diagnóstico definitivo de la enfermedad no lo tendríamos hasta septiembre.

Con la sensación de haber subido a un tren que nos arrastraba a toda velocidad y sin remedio a un destino desconocido regresamos a la consulta del doctor Portera. El eminentísimo Portera. Una vez más, nada. La resonancia magnética seguía sin mostrar evidencias de ningún deterioro neurológico. La prueba psicotécnica reflejaba, sin embargo, una pérdida en el cociente verbal y manipulativo de más de 120 puntos. Algo ocurría, no había lugar a dudas. El reputado neurólogo empezó a reconocer que algo anormal sucedía en el cerebro de mi marido pero, dado que las pruebas de resonancia seguían sin reflejar ningún mal, continuaba inclinándose por alguna causa de raíz psiquiátrica. Es más, con un tono y unos comentarios del todo improcedentes en un profesional de la medicina, habló de la pertinencia de que nos hiciéramos las pruebas del VIH... Y nos pidió que volviéramos al psiquiatra.

De acuerdo, acudiríamos de nuevo al psiquiatra. Mi amiga la doctora Martínez, Marti la llamábamos con cariño, me aconsejó entonces que acudiera a la consulta de Carlos Carbonell. Ella misma me acompañaría a visitarlo a su casa, si hacía falta. Llegamos a su residencia de las afueras de Madrid una tarde de domingo. Le sacamos de la siesta, pero no pareció importarle demasiado. Fue amabilísimo con nosotras. El 17 de julio José Antonio acudió a su consulta. Rescato de la odiosa carpeta negra esta parte de su informe: «Aire un tanto perplejo. Desde el principio de la conversación muestra un enlentecimiento en el tiempo de latencia de sus respuestas y dificultad para encontrar la palabra adecuada. Dijo que la fecha era el 19 de julio de 1957, aunque posteriormente precisó la fecha bien. Mostraba una sonrisa. Su actitud y su comunicación eran amables, disculpándose por los fallos de memoria y por las dificultades que tenía para expresarse con fluidez. Se mostraba preocupado, un estado de ánimo bajo y una expresión avergonzada al darse cuenta de sus propios fallos. En otros momentos, durante la entrevista, se muestra un tanto ausente... En una segunda visita, el déficit cognitivo del paciente es más evidente, afectando su memoria a la fluidez del lenguaje y a la elaboración del mismo. El cuadro clínico que se caracteriza por un deterioro progresivo de sus funciones intelectuales es sugestivo de una enfermedad de Alzheimer, y, por tanto, de naturaleza orgánico cerebral.» Alzheimer. Había llegado el momento de que aquella palabra comenzase a formar parte inseparable de nuestras vidas. Alzheimer. La verdad, no sabíamos demasiado lo que significaba aquello. Más bien casi nada.

Por fin parecía que nuestro tren tenía destino. La dificultad del diagnóstico en sus primeros estadíos es uno de los problemas asociados al Alzheimer. Durante meses estuvimos debatiéndonos entre la posibilidad de una causa orgánica u otra de raíz psicológica sin que hubiera evidencias ni de una ni de otra. Y mientras, la cabeza de José Antonio se deterioraba. Quizá hoy, con los avances en el conocimiento de la enfermedad y en su diagnóstico, la historia hubiera sido otra. O quizá no. Sigue siendo común que los primeros síntomas clínicos —despistes, alteraciones en el comportamiento, etc.— sucedan sin que, en esos momentos incipientes, las lesiones y los cambios neuronales que los originan se manifiesten con claridad en las pruebas diagnósticas.

En aquellos meses de zozobra e incertidumbre José debió de sufrir como un perro. Aunque nunca dijo nada. Se tragó aquella angustia como siempre se había tragado todo: en soledad y en silencio. Y pidiendo disculpas por sus persistentes despistes, por aquellas palabras que se resistían a ser las adecuadas.

Mi marido escuchó de labios de Carlos Carbonell la fatídica palabra sin que el mundo se hundiera a sus pies. Yo estaba sentada a su lado. No hubo aspavientos ni desmayos. Supongo que en aquellos momentos sentía algo parecido a lo que yo sentí. Una profunda presión en el pecho y una congoja que ahogaba la garganta. Recibió la noticia como un recio y sobrio militar al que comunican que ha perdido la mitad de sus hombres en la batalla. Así era José Antonio. Sólo lloraba hacia dentro. En cierto modo, aquello fue un alivio. Por fin sabíamos a qué nos enfrentábamos. «Sugestivo de Alzheimer», nos había dicho el psiquiatra. Nos quedaba mucho por hacer. Nuestra triste y famosa carpeta negra era todavía una escuálida muestra de lo que hoy es.

CAPÍTULO II

EL DIAGNÓSTICO

Mi vida ha recobrado cierta tranquilidad. Creo que lo peor para mí ya ha pasado. Pero no sé qué es lo que siente José Antonio ni qué es «lo peor» para él. Es posible que no opine como yo. ¿Pero es que tiene opiniones? ¿Es consciente de la situación en la que se encuentra? ¿Se da cuenta de lo que ha perdido? No estoy segura. El caso es que, en casa, cada nuevo día es parecido al anterior y no hay muchas cosas que alteren su cadencia repetitiva. Aquella sensación horrible de correr sin freno, montaña abajo, sintiendo en el cogote el aliento helado de un alud a punto de devorarnos ha terminado.

José se despierta, lo asean, desayuna. A eso de las nueve y media llega el conductor de Gers, el lugar donde lo atienden, un centro que no está lejos de Majadahonda, la localidad madrileña en la que residimos desde hace más de veinte años. Lo traen de vuelta sobre las cinco. Para entonces Bergman, su cuidador, ya está en casa y prácticamente le tiene preparada la merienda. Como los niños, es la comida del día con la que más disfruta. A veces llega a casa ansioso por saber qué es lo que le espera esa tarde sobre la mesa. «Qué tienes, qué tienes, qué tienes», repite con insistencia. Bergman me ha dicho que incluso alguna tarde que ha vuelto con el pañal mojado se empeñaba en merendar antes de que le llevaran al cuarto de baño para lavarlo y cambiarlo. Le encantan los zumos, pero su verdadera debilidad son los dulces. Y Fefi, que trabaja en casa, hace auténticas maravillas. Cualquier variedad de tarta, bizcocho, pastel o postre desaparece del plato sin clemencia. Nunca había comido dulces de esa manera. Tanto es así, que a veces me pregunto si la enfermedad no le habrá alterado también el lugar donde se rigen las apetencias y los gustos o, simplemente, me digo que se está resarciendo ahora de años de dieta «correcta». Los pilotos tienen que cuidarse mucho, en todos los sentidos y, por supuesto, también en lo que comen. Pero su dieta tuvo que ser especialmente rígida a partir de 1983 cuando una brutal subida del colesterol estuvo a punto de costarle la licencia de vuelo. Aquello no había sido el resultado de ningún descuido en la dieta, ni mucho menos. Fue la reacción natural a uno de los momentos más duros de su vida profesional. Ocurrió el 7 de diciembre de 1983, siendo Director de Operaciones de la compañía Aviaco. Aquel día, Madrid se despertó con una intensa niebla. Un Boeing 727 de Iberia y un DC-9 de Aviaco chocaron sobre las pistas del aeropuerto de Barajas. De los 83 pasajeros y nueve tripulantes del Boeing sólo se salvaron 42 personas; del DC-9, nadie. Fue el mayor accidente que había habido hasta entonces en la aviación española. Se desató una tremenda campaña mediática que responsabilizaba al piloto de la compañía más débil de la tragedia. Enrique Barón, por entonces ministro de Transportes, también hizo lo posible por eludir la responsabilidad de las insuficientes —por no decir pésimas— condiciones que por entonces tenía el aeropuerto de Madrid, inadecuadas para semejantes condiciones meteorológicas, y que fueron inmediatamente corregidas. La presión que tuvo que soportar José Antonio, que tan sólo llevaba seis meses como Director de Operaciones, fue tremenda. Plantó cara como hasta entonces se la había plantado a todo. Con estoicismo, valentía y un hermetismo que apenas dejaba entrever sus emociones. Pero fueron tantas y tan duras, que aquella desgracia mostró al cabo de unos pocos meses el daño intenso que había causado en él. Y aquella subida de colesterol fue una de sus manifestaciones.

Pero volvamos a lo cotidiano. Tras la merienda toca pasear. Dependiendo del día, media hora, una entera o incluso dos. De regreso le espera el sillón frente al televisor o quizá un poco de lectura, aunque ya no aguanta más de 15 minutos descifrando los titulares del periódico. Es la hora de cenar y alrededor de las nueve y media, si es que estamos en lo que puede considerarse un día «bueno», se va a la cama. Durante los fines de semana soy yo quien se ocupa de él, o viene Fredy, otro cuidador que nos echa una mano para que así José pueda estar atendido todo el día.

Si llueve, hace demasiado frío o se siente cansado, no sale a dar sus paseos diarios, que los fines de semana son de mañana y de tarde. Entonces deambula por la casa sensiblemente más nervioso de lo habitual, arrastrando los pies con esos pasos diminutos y entrecortados que carecen de rumbo mientras masculla palabras ininteligibles: ¿palabras? Sube y baja, baja y sube. Coge la jarra de cristal que está sobre la mesa, la posa sobre la estantería, la vuelve a coger para dejarla junto al televisor. Se pega hasta la asfixia a cualquiera de los que estamos a su lado, impidiéndonos hacer otra cosa que no sea estar pendientes de él, atentos a su constante reclamo. Si hay suerte y el paseo de la mañana ha sido largo y provechoso, quizá por la tarde pueda echarse la siesta. Un alivio y un descanso para Bergman y todos los que estemos en la casa. En fin, quiero decir para el cuidador y para mí, porque hace ya bastantes años que se fueron de aquí Gonzalo y Margarita, mis dos hijos mayores, y que Alfonso, el pequeño, apenas viene ya ni para dormir, aunque éste siga siendo oficialmente su hogar.

Así es que de esta manera transcurren ahora los días en casa. Ya digo, con apenas novedad: un día sin paseo por el mal tiempo o porque José no tiene fuerzas, otro en que pensamos que quizá le duela algo o en el que no consigue conciliar el sueño hasta las cuatro o las cinco de la mañana, uno en el que parece que los dibujos animados de la televisión han conseguido entretenerle más de lo habitual, otro en el que nos sorprende hilando tres o cuatro palabras con sentido, respondiendo por sorpresa a una de las muchas frases que lanzamos sin esperar a que lo haga y sin tener la certeza de que va a entender lo que le decimos, pero palabras que no dejamos de pronunciar, porque sabemos hasta qué punto es importante hacerlo, para que así él tenga una constancia más de que estamos a su lado, le queremos y le cuidamos, y para nosotros, que la incapacidad de comunicarse es una de las peores cosas que a uno le pueden ocurrir en esta vida.

Pero esa monotonía repetitiva no nos impide saber que estamos caminando por una cuesta inevitablemente descendente, con pasos tan pequeños y titubeantes como a veces son los suyos, pero descendente sin remedio. Hace muy pocos días lo pensaba mientras hacía un puré, cómo no, con José pegado a mi lado de tal modo que resultaba una verdadera prueba de habilidad la sencilla tarea de pelar y cortar patatas, nabos y zanahorias, siempre con cuidado de que él no vaya a hacerse daño con el cuchillo. Porque la introducción de una dieta de purés y cremas, como la de un niño de meses, será el próximo paso evidente que daremos en esta cuesta abajo.

La batalla diaria para que él coma es una de las que siempre han requerido más paciencia por nuestra parte. Y no porque él no tenga hambre o se niegue a comer, sino porque conseguir, en lo que a veces es un vaivén constante, que acabe con, por ejemplo, un poco de sopa, un pescado del que hemos eliminado meticulosamente todas las espinas, un poco de arroz, un pimiento y un flan puede llevarnos casi una hora y media. Nuestra primera meta consistió en que, durante el mayor tiempo posible, continuara utilizando por sí mismo los cubiertos. No importaba cuánto se manchase, para eso estaba el babero, ni qué cantidad de paciencia —mucha, desde luego— requiriese de nuestra parte, porque no había manera de que permaneciese durante más de cinco minutos sentado a la mesa, frente a su plato. Los expertos nos habían dejado bien claro que era muy importante mantener el mayor tiempo posible ciertas cotas de autonomía y las funciones cotidianas, porque ésa era una de las mejores maneras de contener el avance de la enfermedad. Después, cuando que comiera solo se volvió un empeño casi imposible —tras los cuatro primeros bocados empezaba a marear la comida en el plato y a jugar con ella como un niño—, el siguiente objetivo fue, aún lo sigue siendo, que pudiera continuar comiendo sin atragantarse los mismos platos sólidos que comemos los demás. Con la práctica aprendimos que para conseguir que la tarea de comer tenga fin y no se prolongue durante la mañana o la tarde enteras, hay que estar agarrándole del brazo y sin soltarle. Pero la carne ha comenzado a masticarla mal. La llegada del puré, la papilla y las cremas será la próxima estación, una de nuestras próximas derrotas. Una prueba más de que, al menos por ahora, el Alzheimer sigue imponiendo sus reglas y no hay manera de escapar a ellas.

Soy consciente de cuáles serán los siguientes pasos en esta decadencia inevitable. Llegará el día en que tengamos que suministrarle la comida mediante una sonda nasogástrica, pero entonces nos quedará la esperanza de que, mientras pueda moverse, no se descalcificará... Hasta que también llegue el momento en que comience a pasar la mayor parte del día postrado en la cama, quizá con la necesidad de sujeciones que le impidan hacerse daño o arrancarse esa sonda que conduce directamente a través de la nariz y hasta el estómago los alimentos. Y, finalmente, vendrá un día en el que ya no pueda permanecer por más tiempo en esta casa. Luego, aparecerá cualquier otra enfermedad, de ésas que nos costará mucho curar porque su cuerpo debilitado habrá perdido muchas defensas, quién sabe si una neumonía u otro tipo de infección, o un ataque al corazón... Pero no, no quiero seguir por este camino. Para sobrevivir a esta tempestad con la mayor dignidad posible uno no puede ser iluso e ignorar cuál es el destino que le aguarda, que nos aguarda, pero tiene que evitar que pensamientos negativos de este tipo le gobiernen el ánimo. Así es que ¡basta ya! Prefiero no pensar demasiado en cuál va a ser el futuro y seguir disfrutando de estos días de relativa calma en los que mi principal objetivo es ayudar a mi marido a que transite este doloroso camino de la mejor manera posible.

¡Disfrutar!, qué palabra tan improcedente. ¿Cómo es posible llamar disfrute a esto? Pero así es la vida. Cuando uno está inmerso en lo que piensa que es el más terrible de los suplicios, en lo peor que le ha tocado vivir, una ligera mejoría, por pequeña que sea, se hace grande y alivia la existencia. Porque hubo un tiempo en que creí estar en el infierno.

Todavía recuerdo perfectamente una conversación con nuestro amigo Federico Roncal, un hombre religioso donde los haya, con ese sentido de la religiosidad que no es beatería sino una convicción profunda, como arraigada en el tuétano. «Federico, ¿de qué infierno hablas tú? El infierno está en la tierra y yo lo conozco.» Él me miraba compasivamente a los ojos y se quedaba sin palabras. Yo nunca he sido excesivamente religiosa, pero el Alzheimer ha acabado por dar un serio varapalo a mis creencias. ¿Qué clase de Dios es capaz de permitir esto?, me pregunto en muchas ocasiones. La misma pregunta que me hice —todavía me hago—, cuando nuestra pequeña María del Lluch, Lluca, murió. Tenía apenas tres meses y desde que vino al mundo había sido una criaturita pequeña y atormentada que no conseguía crecer. Tres meses de calvario a los que todavía no puedo mirar de frente. Hoy Lluca estaría a punto de cumplir 32 años y sería la segunda de cuatro hijos...

Así es que puedo decir con pleno conocimiento de causa que José Antonio Gómez-Bárcena y Margarita Retuerto conocieron el infierno en septiembre de 1998, a la vuelta de unas breves vacaciones de verano en nuestra casa de la sierra de Granada, en Güéjar Sierra. Aquellos días de agosto habían sido horribles y presagiaban un futuro peor. Todavía recuerdo con angustia el aciago momento en que se me ocurrió subir con José y con nuestro perro Toy a una embarcación de pedales para dar una vuelta a un pantano próximo a nuestra casa. Supuse que el paseo y la brisa lo relajarían pero cuando nos alejamos de la orilla se puso tan nervioso que, en un momento, pensé que acabaríamos ahogados los tres en el fondo del agua. Por entonces desconocía mucho de esta enfermedad y no sabía que el agua suele ser motivo de pánico para quienes la padecen. Este incidente me abrió los ojos y me hizo pensar hasta qué punto había cosas sencillas y cotidianas que ya no volveríamos a hacer nunca juntos.

Me sentía ahogada por la angustia, la soledad y la desesperación de ver cómo mi marido comenzaba a caer en picado sin que pudiera saber dónde estaba el límite de aquel deterioro, si es que lo había, sin saber cómo resistiría él verse de aquel modo, ni si tampoco yo sería capaz de aguantarlo.

José comenzó a necesitar que alguien estuviera permanentemente a su lado y ya no había manera de que nuestra vida, nuestras actividades cotidianas, pudieran considerarse normales. Estaba nerviosísimo, gritaba, se angustiaba y a veces era muy difícil hacerse con él. Tal era mi desesperación en aquellos momentos que llegué a pensar que no había más remedio que llevarlo a una institución e ingresarlo allí por tiempo indefinido. Me veía totalmente incapaz de hacerme cargo de él, de estar a su lado en aquellas condiciones, de mantener la serenidad y la cabeza fría necesarias para dar una respuesta a aquella situación, para que mi vida y mi familia no se desmoronasen por completo y para que mis muchas responsabilidades profesionales no se resintieran. Me veía arrastrada por un río enloquecido que acabaría por ahogarme, por ahogarnos a los dos. Menos mal que entonces descubrí la Fundación Maria Wolff, un centro volcado en la atención de enfermos de Alzheimer y en la investigación terapéutica, un verdadero bálsamo para muchas familias en nuestra misma situación. Allí Rubén Muñiz, el director, un hombre cuya propia familia ha sido víctima de esta enfermedad, me ayudó a ver las cosas de otro modo, me dio consejos para empezar a afrontarla y para que consiguiera sacar la cabeza de bajo del agua. Y me explicó también que para José todavía no había llegado el momento del internamiento, que nos quedaba mucha lucha por delante. El panorama, desde luego, no era tranquilizador, pero descubrir que había centros de día donde podían cuidarlo mientras yo trabajaba me ayudó a poner las cosas en su sitio, a ver que nuestra situación no era tan desesperada y a sentir que aquel río no nos iba a tragar.

En el caso de mi marido, la enfermedad ha sido un proceso de bajada a los infiernos por escalones de longitud desigual en el que a períodos de cierta estabilidad —aunque siempre con un deterioro paulatino— le han sucedido otros de caída en picado. Los especialistas suelen explicar la evolución de este mal en función de varias fases a las que se corresponden distintos niveles de deterioro. Hay distintas clasificaciones, pero una de ellas establece un total de siete. Siguiendo esa escala, él pasó en unos pocos meses de un coeficiente de evaluación de intensidad media, es decir, del grado dos o tres, al cinco, prácticamente seis. Y ahí es donde todavía se encuentra. El primer diagnóstico —las palabras habían sido «sugestivo de Alzheimer»— que obtuvimos en septiembre de 1997 en la consulta del psiquiatra Carlos Carbonell fue el paso inicial de este penoso descenso que nadie sabe en qué momento llegará a su punto final, pero cuyos escalones están contados.

Por supuesto, necesitábamos confirmar con otro especialista aquel diagnóstico. Y ni qué decir tiene que aquel médico no iba a ser el eminente doctor Alberto Portera quien, hoy puedo decirlo más sosegadamente gracias al paso del tiempo, se empeñó en su primera evaluación y no se permitió la duda que le hubiera ayudado a descubrir cuál era el mal que en verdad tenía ante sus ojos. A mi juicio, y lamento decirlo, parecía un pavo real seguro de sí mismo y de la impresión que causan sus hermosas plumas desplegadas cuando lo que requería la situación era un grupo de humildes pero curiosas lechuzas que fueran capaces de prestar atención a cualquier movimiento que sucediera a su alrededor. En fin... El caso es que buscamos otro neurólogo que resultó ser el doctor Villanueva Osorio, un excelente especialista del hospital Gregorio Marañón de Madrid, al que llegamos por mediación de Jesús Baíllo, uno de los mejores amigos de mi marido, también piloto. En su caso, lo que él vio tras examinar a José, el resultado de una resonancia magnética donde ya se aprecia la atrofia cortical cerebral, no dejó lugar a demasiadas dudas. También le hizo algunas pruebas sencillas. Una consistió en enseñarle algunas figuras geométricas durante unos segundos, taparlas después y pedir que él las dibujara luego. Con ésa no tuvo demasiado problema. Pero, por ejemplo, fue incapaz de recodar una cadena de palabras relativamente corta que le pronunciaron. El comentario diagnóstico fue el siguiente: «Déficit cognitivo progresivo que afecta a la memoria de aprendizaje y elaboración del lenguaje limitando su actividad, manifestaciones todas ellas propias de la enfermedad de Alzheimer.» Por fin teníamos un diagnóstico inapelable. Estábamos en septiembre de 1997.

Con aquellos papeles en la mano acudimos al CIMA. Como piloto que era, José estaba totalmente sujeto a su evaluación y sus criterios. En aquel momento no era, ni mucho menos, lo que más nos interesaba, pero ese diagnóstico podía tener además importantes consecuencias en su futuro laboral. Desde luego, no teníamos dudas de que le darían una baja definitiva y de que ya nunca volvería a volar, pero cuáles fueran las causas de esa baja no eran en absoluto indiferentes: el seguro de los pilotos cubre en su totalidad las enfermedades cuya causa es orgánica, pero no las que son de tipo psíquico. Y el doctor Portera había insistido durante todo este tiempo en que lo único que le sucedía a mi marido era una depresión.

Aquél era un día frío y oscuro del mes de noviembre en el que no acudí a mi despacho en el Consejo General del Poder Judicial para poder estar junto a José en ese crucial momento. He de reconocer que, en este sentido, he disfrutado de unas facilidades de las que no gozan la mayoría de las personas que trabajan. El presidente de la institución, Javier Delgado, estaba perfectamente al tanto de mis problemas y me había manifestado expresamente su apoyo para que me tomara el tiempo que fuera necesario para acudir a los médicos o resolver los problemas cotidianos que se presentaran. Sabía que contaba con él, así como con la comprensión del resto de mis compañeros. Sólo que yo hacía esfuerzos denodados para que mis problemas personales no ensombrecieran lo más mínimo mi labor como Vocal de la institución. Aquélla era, además, una etapa especialmente intensa y delicada en la labor del órgano de gobierno de los jueces, con el caso Gómez de Liaño en pleno apogeo, un caso que tuvo enormes repercusiones y dio lugar a una encarnizada batalla política y mediática. Sólo hubo un aspecto al que no pude responder como me hubiera gustado. En el Consejo, además de miembro de diversas comisiones, era Vocal Delegada para Andalucía, lo que suponía que con relativa frecuencia tuviera que desplazarme a las provincias andaluzas. Pero yo no podía dejar a mi marido solo más de un día. En este sentido, no me fue posible cumplir bien mi cometido. Menos mal que mi compañero Manuel Damián Álvarez cubrió mi puesto.

Así es que aquella mañana no tomé rumbo a la plaza de las Salesas, sino que llevé a José al otro extremo de la ciudad, donde se encuentra el CIMA. Allí nos esperaban los mismos médicos que habían evaluado al comandante Bárcena, periódicamente los últimos 25 años. Durante aquellos cinco meses que había estado de baja a petición propia, cada vez que miraba al cielo y veía los aviones pasar, lo hacía con la tristeza propia de quien los ama y sabe que ya nunca volverá a pilotarlos. Y no tardaría mucho en confirmar sus presagios. Mientras examinaban a mi marido en las salas de la primera planta yo deambulaba por los pasillos con los papeles en la mano de una conferencia sobre la justicia que esa misma tarde pronunciaba en un curso de posgrado del ICADE (Instituto de Capacitación y Desarrollo Empresarial). Me costaba concentrarme más de lo habitual, pero hacía todo lo posible por mantenerme fiel a mis obligaciones y quizá, aunque no fuera del todo consciente de ello, por aferrarme a la que hasta hacía no mucho había sido mi normalidad... No me dio la sensación de que el examen durase demasiado. Cuando los médicos acabaron su trabajo vinieron personalmente a buscarme. Intuía lo que se avecinaba. Sentada en la sala, la atmósfera grave que nos rodeaba confirmaba mis peores pensamientos. Tampoco había que imaginar demasiado, pues teníamos la opinión de dos médicos diferentes que había apuntado en el mismo sentido. Y lo mismo ocurrió con los terceros. De hecho, es como si me hubieran dado el pésame, eso fue lo que hicieron. «Margarita, lo sentimos mucho...», me dijeron. Me hablaron como quien está confirmando una sentencia. Y aquellas palabras, que todavía yo no calibraba en su justa medida —la idea de que mi marido pudiera morir, de que lo suyo fuera una muerte anunciada, todavía no se había asomado a mi cabeza—, me causaron un grave impacto.

En el camino de vuelta a casa nuestro abatimiento era terrible. Tan anonadados estábamos en aquel momento que hasta se nos olvidaron sobre el asiento del coche, todavía lo recuerdo perfectamente, los papeles de color rosa en los que el CIMA certificaba el resultado de la exploración y que había que entregar para cursar la baja definitiva de José Antonio. Agustín, mi conductor, los recogió y me los devolvió después. La vida profesional del comandante Gómez-Bárcena había terminado.

Creo que aquel mismo día, o pocos después, nació una nueva Margarita. Mi cabeza y mi corazón dieron un giro de 180 grados, se preguntaron y concluyeron que en adelante el sentido de mi vida no podía ser otro que sacar a mi marido del atolladero. Hoy, casi me sonroja recordarlo, pero llegué a pensar que aquella enfermedad tan supuestamente terrible no podría con nosotros, que el Alzheimer no conseguiría doblegar el empeño de Margarita Retuerto Buades por rescatar a su hombre del infierno. No nos vencería. Nuestra famosa carpeta negra comenzó a engordar. Recuerdo en aquellos días yendo de médico en médico, llamando a todos los hospitales, entrando como un tanque con José agarrado del brazo, tirando de él, en las salas de espera, golpeando las puertas de las consultas, haciendo que los médicos salieran a atendernos. Nuestro objetivo, el mío, era averiguarlo todo sobre el Alzheimer, completar el diagnóstico, estudiar en profundidad cuál era la situación de mi marido, encontrar cualquier resquicio, no importaba lo mínimo que fuera o lo escondido que estuviese, desde el que pudiéramos atacar y hacer frente a aquella maldición. Me sentía como la locomotora que en aquellos momentos tiraba del tren de José y de nuestra familia, como una especie de Indiana Jones que se abría camino a través de una selva espesa apartando la vegetación a machetazos. Y mientras, él se pasaba los días sumido en una tristeza sin remedio, asustado y tembloroso como un pequeño cordero que se ha quedado rezagado y aguarda la llegada de los lobos. Salvo su inmovilizadora desgana, no ponía impedimentos a ninguna de mis decisiones. Se dejaba llevar. Pero, sobre todo, se disculpaba constantemente por sus cada vez más numerosos errores. Vivía avergonzado: «No digo más que tonterías», repetía con frecuencia. Y se sumía en un mutismo más profundo, supongo que porque el miedo le amordazaba y quizá también porque ésa era su estrategia para que los demás no presenciásemos sus equivocaciones. Algunas, incluso, hasta tenían su gracia y yo intentaba reírlas, en parte para quitar hierro al asunto, y en parte porque si no las reía, tenía que llorarlas. Como aquel día en el que queriendo decir que la nuestra era la familia de los Gómez (en referencia a la primera parte de su apellido compuesto, Gómez-Bárcena) dijo que pertenecíamos «a la secta de los Garabitos». ¡Garabitos! ¡Qué cable se le cruzaría para traer a cuento aquella palabra!

Cuando llegaba el fin de semana intentaba que saliésemos de la ciudad. Viajar siempre había sido una de nuestras principales aficiones y pensaba que aquélla era la mejor manera de distraerle e intentar que recuperara el ánimo. Muchos años atrás no se nos había puesto nada por delante, ni siquiera mis embarazos. Montañas, pueblos, el románico de Castilla, la herencia arábigo-andalusí, el arte, la naturaleza. La primera escapada que hicimos más allá de nuestras fronteras tuvo como destino Italia. Allí fuimos en un 600, con tienda de campaña, comiendo sándwiches de sardinas y con un Gonzalo muy pequeñito. Luego, con los niños crecidos y el desarrollo profesional, habíamos llegado mucho más lejos. Siendo ya capitán del arma de Aviación, un rango que alcanzó en agosto de 1966, José comenzó a volar como piloto comercial, lo que facilitó nuestros viajes.

Pero de aquello sólo quedaban hermosos recuerdos. Ahora mi pobre marido se pasaba de lunes a viernes encerrado en casa, mientras yo trabajaba. Fue una época muy dura en el Consejo, con asuntos muy importantes que requerían el cien por cien de mi atención, y, por si fuera poco, en medio de una tensión creciente por motivos de seguridad. Acechaba el monstruo del terrorismo. ETA había asesinado a un magistrado de la Sala de lo Social del Tribunal Supremo, y todos los Vocales comenzamos a tener escolta obligatorio. Rompí los estándares horarios de mis sufridos escoltas, porque trabajaba toda la mañana y hasta casi la noche. Formaba parte de la Comisión Permanente y tenía mucho trabajo, lo que me obligaba a pasarme el día estudiando. Mi jornada era larguísima pero José ni siquiera me llamaba por teléfono en todo el día, ni yo a él. ¿Para qué?, ¿para que me dijera que se encontraba mal y estaba triste?

No tardé mucho en darme cuenta de que no podía pasar tanto tiempo solo en casa, así es que hice todo lo posible por encontrarle una ocupación. Durante algún tiempo, el golf fue una buena salida. A él nunca le había gustado demasiado, creo que decía que era un deporte de pijos, pero nuestro gran amigo Víctor Navajo, otro de sus compañeros de la aviación que también procedía del ejército, y un gran aficionado, consiguió que le picara el gusanillo cuando dejó de volar. Víctor le comenzó a enseñar los primeros golpes y se lo llevaba a jugar con él siempre que tenía un rato libre, pero yo, como vi que le distraía mucho, le busqué un profesor joven que tenía mucha paciencia para que le diera clases tres días a la semana, prácticamente durante toda la mañana, en un club cercano a nuestra casa. El golf le ayudó a distraerse, pero no le impedía sentirse solo durante la mayor parte del día. Por eso, los fines de semana me volcaba en él, para compensar mi ausencia. Por supuesto, quedarse en casa no era una buena idea. José tenía que estar fuera y distraerse y cabían tres opciones: o paseábamos, o salíamos con amigos o íbamos de viaje. Su absoluta desgana era el mayor obstáculo que había que vencer, pero en ocasiones el malestar era también de tipo físico. A veces, cuando íbamos caminando, se paraba y me decía: «Estoy flotando.» Y se describía como un hombre sobre la luna que apenas sentía el peso de sus pies.

Aquella primavera fuimos a cuantos paradores se encontraban a tiro. Estuvimos en el valle del Jerte, en Yuste, en Oropesa. Este último era un lugar maravilloso en el que nunca habíamos estado. En los edificios aledaños las cigüeñas hacían sonar sus picos con el ruido característico del cortejo, un espectáculo que hasta entonces tampoco habíamos contemplado. Allí, a las ocho de la tarde, no había nada que hacer, así es que nos pasábamos el día paseando, comíamos y cenábamos magníficamente (en aquellas circunstancias a mí no se me ocurría reparar en gastos) y nos íbamos temprano a la cama. Fue una escapada maravillosa en la que ambos conseguimos relajarnos mucho, pero de regreso de aquel viaje un incidente imprevisto me arrojó brutalmente de ese sueño efímero. El viaje había sido tranquilo. Conducía por una carretera comarcal del valle del Tiétar, atravesando campos henchidos de primavera. José ya no cogía el volante, pero había venido de lo más distraído en su asiento de «copiloto», conversando con más ganas de lo que era habitual en los últimos tiempos. Entonces me dijo algo que me dejó desconcertada: «Tus padres se van a quedar muy contentos.» Sin entender a qué venía aquello, ni qué quería decir exactamente, intenté salir del paso: «Bueno, es verdad, saben que ya no vuelas pero que estás en tratamiento (en realidad lo estábamos los dos) y que hacemos todo lo posible...» No me dejó terminar: «Se van a poner muy contentos porque por fin vamos a regularizar nuestra situación, nos vamos a casar.»

Fue peor que un jarro de agua fría, pero hice todo lo posible por responder sin perder la serenidad para que él no se sintiera mal al descubrir el error que había cometido. «José, te equivocas, hace más de 30 años que estamos casados.» Se quedó callado.

Cuando nos aproximábamos a Madrid, volvió a la carga. «Marga, no sé dónde duermes, ¿tengo que llevarte a casa de tus padres?» Hubiera estallado a gritar, o a llorar, pero intenté mantener la normalidad todo lo que pude: «Pero José, si yo duermo contigo...»

Aquello era como un cortocircuito, como una radio o una televisión que en un momento hacen un mal contacto pero que al cabo de unos segundos vuelve a funcionar con normalidad, como si nada hubiera pasado.

Pero la «terapia viajera» continuó su marcha. Una de aquellas salidas nos llevó hasta Leningrado, el último viaje fuera de España que hicimos juntos. Fuimos en el tren *Estrella Roja,* que había sido una de las grandes ilusiones de José. Éramos un grupo de seis amigos: dos compañeros de mi marido, sus mujeres, él y yo. Nos encontramos no sólo por el placer de viajar, sino también para hacer una cura de risas. Y la verdad es que nos reímos mucho, José Antonio también. Nos autoproclamamos como el «regimiento Previasevski», un regimiento que había existido en tiempos de Catalina la Grande, quien había conseguido quitar de en medio a su marido y erigirse en emperatriz de todas las Rusias en medio de una corte fastuosa. Y aunque el regimiento había jurado fidelidad absoluta al zar, finalmente cayó rendido ante los ímpetus de Catalina. Pues bien, a nosotros aquella historia nos permitió bromear y fabular durante unos cuantos días, que resultaron bastante buenos.

Aquellos agradables momentos y algunas otras razones nos hicieron mantener durante algún tiempo las esperanzas.

En marzo de 1998 aquella ilusión tomó algo más de cuerpo. Al diagnosticarle como un paciente de Alzheimer, el doctor Villanueva Osorio nos había recomendado el uso de un medicamento que era lo último que se conocía en tratamientos y que, al parecer, estaba consiguiendo buenos resultados. Se trataba de un donepezilo comercializado con el nombre de Arizept. Pero había un problema: todavía no había llegado a España. Afortunadamente, eso no era un impedimento para mí. Si hacía falta, movería cielo y tierra para conseguirlo, pero no fue necesario llegar a tanto. Me puse en contacto con varios médicos amigos para localizar aquellas pastillas. Al final, un compañero mío, Françesc Caminal, Vocal del Consejo, movió sus contactos en Cataluña y así fue como, a través de Andorra, pudimos conseguir un suministro regular de Arizept, que José debía tomar durante al menos tres meses. Cada caja costaba unas 60.000 pesetas, pero, por suerte, el dinero no era un problema. Todavía recuerdo con pena al buen doctor Villanueva Osorio lamentándose de que él no pudiera conseguirlo para suministrárselo a todos sus pacientes. Afortunadamente, ya no tardaría mucho más en comercializarse en nuestro país y ser dispensado por la Seguridad Social.

El doctor Villanueva Osorio se lamentaba y con razón; aquel bendito medicamento parecía surtir efecto. Tras las primeras dosis mi marido revivió. Su progresivo empeoramiento parecía haberse estancado e incluso daba la impresión de que, a ratos, recuperaba parte de la energía y del ánimo perdidos. Tuvimos una confirmación externa de aquellas impresiones positivas en marzo de 1998 cuando, en nuestra búsqueda constante de una solución y de la máxima información que pudiéramos obtener acerca de su estado, recalamos en la clínica del neurocirujano Carlos Hernando Arribas. Por entonces los episodios de desorientación en el espacio y en el tiempo, como el que aconteció cuando regresábamos de Oropesa o aquel primero en el que no supo encontrar el camino de vuelta a casa, seguían siendo ocasionales y la memoria, aunque continuaba flaqueando en recuerdos básicos y cercanos, parecía no profundizar más su desgaste. Tras realizar un estudio de *mapping* cerebral, que confirmó una «lentificación cortical de intensidad discreta», Hernando Arribas constató que el deterioro estaba «estancado». Me acuerdo especialmente de un día en el que entramos a la consulta riéndonos los dos y el médico me preguntó asombrado: «¿Está siempre así?» No, José no estaba siempre así, pero sí parecía sensiblemente mejorado. Tenía que seguir luchando por sacarle adelante así es que, además del Arizept, seguían en marcha lo que yo consideraba para mis adentros las «terapias complementarias». Así, le pedía a mi marido que siguiera haciendo bastantes cosas, gestiones variadas y no demasiado complejas. Yo sabía que se podía equivocar, pero no me importaba. Lo que quería es que él se demostrase a sí mismo que seguía siendo útil. Intuitivamente supe lo que luego se ha confirmado como una verdad terapéutica.

También continuaba la «terapia viajera». En junio, a ambos nos sentaron de maravilla unos pocos días que pasamos en las playas almerienses del cabo de Gata, donde fuimos con un pequeño grupo de amigos. Allí llegamos pálidos, demacrados y ojerosos, fieles ejemplares de la especie de los urbanitas. El mar, el descanso, el aire libre y la buena comida actúan en muchas ocasiones como una auténtica medicina y así sucedía con José, que recibía aquel tipo de salidas como una inyección de energía que ayudaba al menos durante unos pocos días a contrarrestar la que él iba perdiendo sin remedio. «¡Ay que ver cómo se van ustedes, si parecen otros!», nos decía Rosa, la dueña del hostal de San José, perfecta conocedora de los portentosos cambios que aquel paisaje operaba en el semblante de la mayoría de sus clientes.

Pero aquellos fueron para nosotros algunos de los últimos destellos de una forma de vida que estaba a punto de apagarse por completo. No lo sabíamos aún pero no volveríamos a disfrutar de ningún otro verano con algunos visos de normalidad. Semanas después, adentrado el estío, fuimos de vacaciones a Palma de Mallorca, mi tierra natal. Las playas del cabo de Gata almeriense y otros lugares costeros me habían gustado mucho, pero yo estoy acostumbrada al Mediterráneo de las Baleares, mi mar. Alquilamos una casa preciosa en San Agustín. Íbamos a nadar y nos pasábamos el día de arriba abajo. Yo había tenido alguna reunión del Consejo a principios de agosto. Así es que me iba a Madrid temprano y regresaba en el primer avión que podía, no sin antes pedirle, suplicarle, a José que por favor no saliera de casa, no fuera a perderse o a ocurrir cualquier accidente, aunque siempre tuve la precaución de dejarle una llave colgada del cuello por una cadenita.

No recuerdo cuál fue exactamente el motivo, pero en aquellas vacaciones ocurrió por primera vez que yo perdiera los estribos. Era como si el Arizept estuviera dejando de hacer efecto y la leve mejoría experimentada volviese atrás, retrocediendo incluso más de lo que había sido el punto de partida. Se ponía muy nervioso, perdía la cabeza y los errores se multiplicaban. Me parecía que tenía que estar atenta a cuantos movimientos realizara, porque en cualquier momento uno de aquellos olvidos, una torpeza, podía dar lugar a un serio accidente. Perdí los nervios por puro agotamiento, porque ya se estaba acumulando en mí el estrés que significa estar al lado de lo desconocido, de algo que sientes que te supera. Sí recuerdo bien que José se quedó atónito, no dijo nada. Él no quería dar trabajo ni molestar a nadie, así había sido toda la vida. A veces, cuando veía que yo me estaba poniendo nerviosa, me decía: «No te enfades, vamos a tener una charlita, vamos a ver cómo hablamos.» ¿Pero de qué íbamos a hablar? Nuestro problema no se solucionaba con palabras.

Hablar, hablar, lo que se dice hablar de la enfermedad, nunca hablamos demasiado. Intentábamos simplemente sobrevivir, responder día a día a lo que se nos venía encima y el procedimiento nos lo estábamos inventando sobre la marcha. Yo no sé si ahora, con los años que han transcurrido desde entonces y el mayor conocimiento que existe sobre el Alzheimer, las cosas hubieran sido de otro modo. Sabíamos lo terrible que es este mal, pero no queríamos pensar demasiado en lo malo, sino en cómo sobrevivir a lo malo. No teníamos tiempo para reflexionar en lo que hacíamos e improvisábamos los pasos cada día. Yo iba tomando las decisiones y el pobre José me seguía como podía. Pusimos las cuentas bancarias y nuestros bienes a nombre de los dos y, previamente, él me había otorgado un poder general para que pudiera organizar la vida y resolver algunos problemas que pudieran presentarse, porque ya no se encontraba en condiciones. Esto fue, desde luego, una buena previsión, aunque más tarde acabó por cogernos el toro en otras cuestiones.

Cuando al final del verano regresamos a la clínica del doctor Hernando Arribas el estado de mi marido se había deteriorado sensiblemente. Él siempre nos había dado esperanzas, pero entre la realización del primer *mapping* cerebral y el segundo —nos acompañaba personalmente al lugar donde hacían estos estudios— comprobó que había descendido sensiblemente el volumen de circulación de la corriente del cerebro. Para animarme, el doctor me contaba la historia de su propia hija que había nacido con diabetes, por lo que llegaron a pensar que no podrían sacarla adelante. Pero por entonces había cumplido ya 20 años. «No tires la toalla, no la tires, hay que luchar», me decía. ¿Es positivo que se dé esperanzas en estos casos? Yo creo que sí. No se trata de ocultar lo que la enfermedad, en última instancia, significa. El médico nunca puede crear más expectativas de las que son razonables. Sé que en algunos casos tan siquiera le dicen a la gente qué es lo que tiene, porque el enfermo es muy mayor y quizá ni desee saberlo. Me parece lógico. Pero sí creo que hay que darle a todo esto una dimensión razonablemente positiva. Sobre todo porque el conocimiento de la enfermedad ha mejorado mucho a lo largo del tiempo y, dependiendo del tipo de Alzheimer y del tratamiento que se aplique, en algunos pacientes se estabiliza. El propio doctor Carbonell nos contaba que habían conseguido estabilizar a uno de estos enfermos desde hacía 14 años mediante vitamina E. ¿Se van a curar? ¿Se van a paliar los síntomas? Puede que sí. Es más, estoy convencida de que algún día, espero que no demasiado lejano, se conseguirá. Día a día se está avanzando en las investigaciones sobre esta enfermedad, no sólo en lo que respecta a su biología y desarrollo sino también en cuanto a la farmacología y a las pautas de cuidado y de comportamiento. Pero yo notaba que en aquella nueva visita al doctor, sus palabras habían dejado de ser tan animosas. «Sí, bueno, los síntomas se aprecian más, va más lento...» No se atrevió a decirme con franqueza cuál era la cruda realidad.

Pronto nos íbamos a dar cuenta por nuestros propios medios. Uno de los síntomas más desagradables no se hizo esperar. Intenté que mi marido retomara sus clases en el club de golf, aunque, dado su estado, aquello empezaba a ser un empeño inútil. Una de aquellas mañanas sucedió algo terrible: no pudo controlar sus esfínteres y volvió a casa completamente avergonzado y horrorizado. Por supuesto, no volvió nunca más a aquel sitio.

La segunda señal fue mucho más sutil que ésa. Mi hermana Juanina, que es médico, fue su primera receptora. Conocía al doctor Hernando Arribas por su trabajo y estaba al tanto de que se ocupaba de la evolución de José. Un día se lo encontró frente a frente en el centro de Madrid, caminando por la calle. La expresión grave de su rostro se lo dijo todo. Juanina fue a verme al día siguiente. Aquella visita inesperada me causó cierta sorpresa. «Marga, me he encontrado al doctor Hernando. No hay nada que hacer.» No tardé en acudir corriendo a su consulta, esta vez sin José Antonio. Puesto que era yo quien insistía en saber en qué situación nos encontrábamos exactamente, el doctor no titubeó. «Lo siento mucho, Margarita, pero ya no podemos hacer nada por evitar que el cerebro de tu marido se siga deteriorando y su estado empeore. Ahora eres tú la que tienes que empezar a cuidarte.»

Capítulo III

Evolución de la enfermedad

La palabra Alzheimer ha empezado a formar parte del lenguaje cotidiano de muchas personas que, afortunadamente, ni lo viven de cerca, ni lo padecen, ni lo padecerán. Carmen, una letrada del Consejo, era una de ellas. Una mañana llegó a mi despacho con el gesto contrariado. Es una trabajadora constante y eficaz, pero nadie está libre de cometer fallos. Su sentido de la responsabilidad le hacía sentirse especialmente contrariada. Se había olvidado de pasarme unos documentos.

Bueno, el despiste tenía solución y aún estábamos a tiempo de subsanarlo. Nada grave había pasado. Más relajada, Carmen siguió disculpándose por su, como ella decía, «inexplicable torpeza». Sonriendo y encogiéndose de hombros espetó: «Será el Alzheimer...» Según salía de sus labios la última erre, su cara empezó a ponerse roja y el gesto se le petrificó mientras los ojos se convertían en dos ventanas en las que uno podía asomarse para ver la vergüenza que sentía, de la cabeza a los pies. Como el resto de mis compañeros, estaba al tanto del problema que teníamos en casa. No me costó imaginar el tropel de ideas que pasaron en ese momento por su cabeza. «¡Cómo he podido bromear con algo así! ¡Cómo he podido decir que tenía Alzheimer a una persona que de verdad lo está padeciendo y sabe muy bien lo que es! ¡Cómo he podido ser tan inoportuna!» «No pasa nada, no te preocupes», le dije. «Perdona, perdona, yo..., yo...» No atinaba a decir nada más. Estaba terriblemente avergonzada, se dio media vuelta y, encogida, salió del despacho.

Y era verdad que «no pasaba nada». ¿Cómo iba a molestarme por algo así? Me hubiera gustado en ese momento poder convencerla de ello para aliviarle el mal trago, pero daba lo mismo cualquier cosa que yo dijera entonces. Estoy segura de que ese día, hasta que se fue a su casa, lo pasó fatal. A la mañana siguiente, las aguas habían vuelto de nuevo a su cauce y no hubo ni media palabra más sobre aquel traspié.

No era la primera vez que oía a alguien decir alegremente «será el Alzheimer». Lo que denota, me parece, no ser del todo consciente de lo que conlleva la enfermedad. ¿Se imaginan a alguien que ante un resfriado del que le cuesta despegarse dijera con la misma alegría: «Será el sida.» No, a nadie se le ocurriría decir una cosa así. Ni ¡será el cáncer!, tampoco. Creo que nuestra sociedad todavía no es plenamente consciente de lo que esta enfermedad implica pero, al menos, sí ha comenzado a familiarizarse con su presencia, a hablar de ella, y eso es una buenísima señal.

A veces lo que ocurre es todo lo contrario. Hay gente que sí es consciente de lo que supone este mal y que se alarma terriblemente si su memoria empieza a fallar con cierta frecuencia. Por lo general, son personas que la han conocido de cerca o tienen algún familiar enfermo, o son algo hipocondríacas, o están en la edad en la que existe mayor riesgo de padecerla. Quizá usted mismo, si es hermano o descendiente de un enfermo de Alzheimer pueda tener este miedo.

Lo más probable es que no haya razones por las que alarmarse. Desde luego, la mala memoria puede ser normal. Es una consecuencia inevitable y habitual del envejecimiento.

Además, independientemente de la edad que tengamos, ¿quién no se ha olvidado varias veces en su vida de dónde ha dejado las llaves, dónde aparcó el coche o si desenchufó la plancha antes de salir de casa? Lo confieso: a mí me sucede con bastante frecuencia. En momentos de estrés, o en los que nos encontramos especialmente cansados, es bastante habitual que nos suceda. Pero una cosa son estos esporádicos despistes y olvidos y otra los problemas de memoria de un enfermo de Alzheimer, su incapacidad para aprender y procesar nueva información y su facilidad para extraviarse.

Para entenderlo mejor hace falta referirse a los distintos tipos de memoria que existen. Una es la inmediata, o sea, la información que nos acaban de transmitir (lo que usted está ahora mismo leyendo, o la que hace falta para seguirle el hilo a una película). Ésa se conserva bien hasta las últimas fases de la enfermedad. Pero nuestro cerebro está recibiendo información cada minuto y no tiene capacidad para almacenarlo todo. Para eso es fundamental otro tipo de memoria, la memoria a corto plazo, que es la que nos sirve para procesar la información recién adquirida al identificar lo que es suficientemente importante para ser recordado y lo que no. Es decir, nos ayuda a transferir la información importante de la memoria inmediata a la memoria a largo plazo. Es completamente imposible aprender si este tipo de memoria no funciona y cosas tan aparentemente sencillas como orientarse en una nueva habitación, recordar que salimos a por pan, aceite y pimientos o que el regalo que hemos comprado es para nuestro hijo, no son posibles. Y ésta es la que, habitualmente, resulta muy dañada en una fase temprana de la enfermedad.

Sin embargo, lo que normalmente todos llamamos memoria es una memoria distinta, la de largo plazo, aquella que nos permite recordar las cosas voluntariamente durante un largo período, algunas, durante toda la vida. Dado que se almacena en un lugar distinto a la memoria a corto plazo —que lo hace precisamente en el área cerebral que antes y más se deteriora, el hipocampo— suele conservarse hasta las últimas fases de la enfermedad. Pero existe aún otro tipo de memoria: la física. Cuando aprendemos a andar, a nadar, a atarnos los zapatos, a barajar las cartas o a conducir un coche estamos haciendo uso de ella. Se basa en la repetición de movimientos con un fin determinado. La repetición de la secuencia una y otra vez cuando los estamos aprendiendo hace que luego ese movimiento pueda recuperarse voluntariamente casi de forma automática. ¿Verdad que no nos hace falta reflexionar sobre cómo tenemos que accionar el brazo para llevarnos una cuchara a la boca? Los puntos que controlan estos movimientos físicos están situados en un área distinta a la que se encuentran los que controlan el pensamiento. Por eso, en las primeras fases del desarrollo del Alzheimer, e incluso cuando éste se encuentra ya bastante desarrollado, muchas memorias físicas se conservan bastante bien mientras que la capacidad intelectual está seriamente dañada.

Cuando en verano vamos a descansar a nuestro pueblo de Güéjar Sierra, en la Alpujarra, a Bergman le llama muchísimo la atención la facilidad con que, hasta hace relativamente muy poco tiempo, José Antonio andaba por caminos de montaña por los que él mismo tenía, a veces, alguna dificultad. Subir y pasear por los picos, rodeado de naturaleza, ha sido una de las pasiones de mi marido. Sus botas de montañista han acumulado muchas horas de marcha y, por lo visto, esa habilidad para no trastabillar en suelos irregulares se ha quedado bien impresa en sus circuitos. Hace algo más de un año que José no ha vuelto a caminar por este tipo de parajes pero a Bergman le sigue causando sorpresa su capacidad de andar sin titubear ni caerse por el bordillo de la acera, casi en plan equilibrista.

Pero volvamos a cómo funcionan nuestros recuerdos. En un cerebro que funciona normalmente, la información intrascendente que llega a nuestra memoria inmediata se olvida rápidamente, a no ser que se procese en la memoria a corto plazo, de donde se puede recuperar días o semanas más tarde. Lo que memorizamos a largo plazo aguanta mucho más aún: a veces, toda la vida. El estrés o la ansiedad dificultan la recuperación de cualquier memoria. Es lo que pasa, por ejemplo, cuando tratamos a toda costa de recordar el nombre de una persona o un número de teléfono que tenemos «almacenado» en nuestra cabeza. Suele pasar que no lo conseguimos hasta que, precisamente, dejamos de intentarlo, nos relajamos y entonces el nombre emerge de nuestra memoria. Incluso los enfermos de Alzheimer pueden recordar más cosas cuando están tranquilos. Pero los olvidos de un cerebro enfermo son muy diferentes. Si estamos sanos normalmente olvidamos detalles sin mucha importancia, como los nombres de personas conocidas con los que no mantenemos una relación estrecha, o dónde hemos dejado nuestras gafas. Somos conscientes de que no somos capaces de recordar y, por lo general, más tarde lo hacemos con todos los detalles. Este tipo de despistes, por más que en determinados momentos nos resulten frustrantes o irritantes, no entorpecen nuestras relaciones sociales ni dificultan nuestro trabajo. Y si somos especialmente olvidadizos, incluso podemos hacer algunos ejercicios bastante útiles para fortalecer nuestra capacidad memorística. Con el Alzheimer todo ocurre de un modo muy distinto. Hace que nos olvidemos de cosas tan importantes como el nombre de nuestros propios hijos o de nuestra pareja y está siempre asociado a una disminución en la capacidad para razonar y calcular. Es como si la información se desvaneciera de nuestro cerebro, sin que seamos capaces ni ahora ni más tarde de volver a recordarla ni podamos hacer ningún ejercicio, ni adoptar ninguna otra medida para impedir que esto sea así. De poco le sirvieron a José Antonio aquellas agotadoras listas de los reyes godos con que trataba de ejercitarse, ni, meses más tarde, las notas, calendarios y relojes que colocaba por toda la casa para no olvidarse de qué días tenía que ir a trabajar: de todas formas acabó por olvidarlo. La capacidad para aprender nueva información queda también seriamente menoscabada, con independencia de los esfuerzos de concentración que se hagan. Los recuerdos inmediatos son normales, pero no se pueden recordar transcurridas unas horas o unos días. La forma de olvidar es también muy distinta: quien padece de Alzheimer no sólo se olvida de dónde ha puesto una lista, se olvida además de que la había escrito. Incluso el hecho de que se ha olvidado, se olvida; la persona no es consciente, o sea, no puede recordar, que tiene un problema. ¿Verdad que no son éstos la clase de despistes que le han hecho pensar o decir alguna vez que quizá sea usted una víctima del Alzheimer? Si todavía tiene dudas, hay un par de pruebas que le ayudarán a despejarlas por completo antes de seguir asustándose o de verse en la necesidad de acudir a un médico. Piense: ¿qué es lo último que se olvidó? Si es capaz de recordar todos los detalles de ese momento, lo más probable es que sus neuronas estén completamente sanas. Otro ejercicio más: si puede recordar el nombre de diez objetos y repetirlos transcurridos unos diez minutos, olvídese de que padece de Alzheimer, al menos por el momento. Además, aunque estos fallos estrepitosos de memoria suelen ser el primer indicio de que algo serio está pasando, no son los únicos, ni se presentan de forma aislada.

José nunca había sido una persona especialmente festiva, ni amiga de reuniones ni actos sociales, pero en aquellos meses de temor e incertidumbre de 1996 se mostraba más aislado que nunca. Cuando no estaba volando se pasaba las horas en casa, recluido en su queridísimo sillón. «Es la depresión», pensábamos todos. Desde luego, la situación no estaba para alegrías ni invitaba demasiado al esparcimiento social, pero hoy sé que se trataba de algo más complejo que todo eso. En las fases iniciales de la enfermedad, un problema bastante frecuente es la pérdida de capacidad de aprendizaje. Dicho así, parece que me estoy refiriendo a libros de matemáticas o a clases de historia, pero el aprendizaje es algo mucho más amplio que eso. Los enfermos no pueden incorporar nueva información a su conducta ya que su capacidad para formar memorias a corto plazo, que es esencial para aprender, está dañada. Pueden desenvolverse perfectamente en casa, en los límites de su propio hogar, porque los conocen a la perfección, pero si se encuentran en un lugar extraño o que no les es familiar se ponen nerviosos y se sienten confundidos, incluso incapaces de desenvolverse. ¿Por qué? Porque necesitan la memoria a corto plazo para aprender la nueva distribución del lugar en el que se encuentran. Así es que resulta perfectamente lógico que traten de evitar por todos los medios verse en estas situaciones y les cueste mucho salir de casa. Según avanza la enfermedad y los problemas con la memoria se agudizan, tampoco es recomendable que dentro de la propia casa se hagan cosas como cambiar los muebles de lugar, o pintar las paredes de otro color. A un enfermo de Alzheimer le pueden alterar y disgustar mucho este tipo de mudanzas.

Y peor aún, uno puede llegar a perderse o desorientarse en entornos que le son completamente familiares. José Antonio había conducido centenares de veces desde el centro de Madrid hasta nuestra casa en Majadahonda y también conocía perfectamente cuál era el camino a Cuatro Vientos. A pesar de ello se perdió. ¿Cómo es posible si había aprendido ambos caminos? La orientación en el espacio requiere una constante asimilación de datos y un rápido procesamiento de esa información. Damos por supuesto que esto funciona de una manera automática, sin ser conscientes de ello, pero cada vez que nos dirigimos a un lugar conocido, da lo mismo que esté a cinco metros de nuestra casa o a decenas de kilómetros, vamos examinando constantemente nuestro entorno para asegurarnos de que andamos por el camino correcto. Además, como tenemos en mente cuál es nuestro destino y objetivo, vamos realizando adaptaciones y ajustes a medida que avanzamos. Esto también necesita de la asociación de varias áreas del cerebro, una capacidad que el Alzheimer merma por completo.

Otro de los problemas que suelen presentarse desde el primer momento en estos enfermos es la dificultad en el lenguaje. Al principio los cambios suelen ser muy sutiles, tanto que no suele dárseles demasiada importancia, pero ahí están. Mi marido era un hombre cultivado al que, desde muy joven, le había gustado leer. Manejaba un extenso vocabulario y creo que hasta se regocijaba internamente de ser capaz de expresarse recurriendo siempre a la palabra precisa, aunque nada más lejos de él que caer en la pedantería. Era un hombre de pocas palabras, pero la expresión verbal era uno de sus puntos fuertes. Por eso lo pasaba fatal cuando se desataron las cada vez más numerosas equivocaciones. Un día pedía que le acercásemos el «plato de jabón», en vez de jamón, o llamaba a la cafetera «aquello para hacer café» o incluso a la llave «el abrepuertas». Tan incómodo comenzó a sentirse al hablar que para evitar errores cada vez lo hacía menos y rehuía conversaciones que no fuesen superficiales. Por razones parecidas dedicaba cada día menos tiempo a leer, hasta que llegó el momento en que dejó de disfrutar por completo con la lectura. Había empezado a no entender el significado de lo que leía.

José pasó un bochorno terrible durante una de nuestras vacaciones de verano en Palma de Mallorca. Estábamos en la preciosa casa de mi primo Juan Buades, un espíritu libre que como cada verano había organizado en aquella ocasión una cena-encuentro con lo más granado, intelectual y «progre» de la sociedad mallorquina a la que, no faltaba más, estábamos invitados. A José ya no le hacían ninguna gracia las reuniones, pero a aquélla no podíamos faltar, claro. Nunca más cometimos la equivocación de ir a una cita de este tipo. Pasó una vergüenza terrible, porque era incapaz de seguir las conversaciones, de participar en ellas. De su boca salían poco más que afirmaciones del tipo: «Sí, sí», «claro», «estupendo». Cuando en un esfuerzo por superarse llegaba algo más allá, perdía el hilo de lo que decía, o cometía algún error gramatical. Incluso no pudo responder a alguna pregunta sencilla que le hicieron. Casi, como si no la hubiera escuchado. Y no es que no se escuchen las palabras, claro. La parte del cerebro que se ocupa de ello funciona perfectamente. Lo que ocurre es que las vías de relación que permiten procesar la información y convertirla en una respuesta consciente están dañadas. Por esa misma razón, cuando le pedimos a un enfermo que haga algo, no lo hace, o si le damos una sencilla orden no la sigue. No es que no quiera hacerlo, es que no entiende lo que le pedimos. Muchas veces nos cuesta creer lo poco que entiende un enfermo de Alzheimer de cuanto le decimos. No somos conscientes de la magnitud de su aislamiento y de sus dificultades para comprender. En una fase más avanzada de la enfermedad, incluso llegamos a perder los nervios cuando les da por repetir palabras soeces —a veces olvidamos que no lo hacen de forma voluntaria y que no entienden el significado de lo que están diciendo— u otras que no lo son, pero que pronuncian una y otra vez como si fueran un disco rayado.

Otro de los signos más incapacitantes de esta enfermedad es la pérdida de la habilidad para identificar los objetos que se emplean de forma cotidiana y la finalidad con que se utilizan. En casa tardamos algún tiempo en asimilar que a José Antonio le daba miedo sentarse en la taza del váter y meterse en la bañera. Se asustaba porque, en realidad, no sabía qué podía salir de aquel extraño agujero sobre el que tenía que sentarse. Cuando lo entendí, se me ocurrió un truco para que la imperiosa tarea de ir al servicio resultase más sencilla. Yo misma me sentaba a su lado, en el bidé contiguo, para que pudiera tener un ejemplo próximo de qué era lo que se hacía con aquellos artilugios y así pudiera tranquilizarse. También transformamos la bañera e hicimos una zona para ducharse casi a ras del suelo, para que no tuviera que levantar las piernas al meterse en ella. Eso de que José se «meta» en algún lugar es siempre un problema. ¡Ni se sabe las argucias que tengo que emplear para conseguir que entre y se siente en el coche! A veces, la operación puede llevarnos más de diez minutos. Primero, abro las dos puertas delanteras del coche y le dejo a él de pie, junto al asiento del copiloto. Doy la vuelta, y me sitúo yo en el lado del conductor. Una vez allí, le enseño un objeto que llame su atención y le provoque ganas de cogerlo. Normalmente las llaves del coche no fallan. Las agito como si fueran un sonajero y, aunque al principio haga caso omiso, no tarda mucho en «picar» e introducir la cabeza y medio cuerpo en el coche para intentar cogérmelas. Entonces salgo rápidamente, me acerco hasta donde él está y, en esa incomodísima posición, le guío para que acabe por meter las piernas y, finalmente, se siente. Con el tiempo he ido depurando la técnica, de la que ya soy una auténtica especialista. A veces no lo consigo si no le dejo que coja las llaves, aunque eso añade el problema posterior de que me las devuelva. Por supuesto, de poco sirve que se lo pida y ni hablar de intentar quitárselas por la fuerza. Lo que tengo que hacer en ese momento es enseñarle alguna otra cosa que le guste o le llame más la atención para que, al intentar cogerla, suelte las llaves. Todo un ejercicio de ingenio y paciencia, mucha paciencia.

Esta dificultad para identificar objetos y sus funciones se llama agnosia. En ocasiones, no es que el enfermo reaccione ante el objeto como si no lo hubiera visto en toda su vida, sino que lo reconoce parcialmente, o se hierra al atribuirle una función. Por ejemplo, piensa que un cepillo de dientes sirve para cepillarse el pelo o la servilleta para limpiar el polvo de los muebles. La agnosia también afecta a las personas, y ése es quizá el problema que provoca más tristeza y tribulaciones en quienes rodean al enfermo. En efecto, llega un momento en que las personas con Alzheimer tampoco son capaces de reconocer a familiares y amigos, o hay un indicio de reconocimiento de la cercanía de la persona (el enfermo sabe que se encuentra en presencia de alguien conocido), pero confunde la identidad: se piensa que la esposa es la madre, o la hija, la esposa. Al final, no importa el grado de contacto que se haya tenido con anterioridad, ni el amor que pueda haber existido. Las personas más importantes en la vida del enfermo podemos ser tratadas con indiferencia, con un desapego que estremece, por lo triste que resulta. Y eso si no se llega al extremo de que el enfermo tenga problemas para identificarse a sí mismo.

Junto a la agnosia, la apraxia (del griego inacción) es otro de los problemas más frecuentes. Se trata de la incapacidad para realizar movimientos y acciones de forma intencionada, pese a que los sistemas motor y sensorial se conservan perfectamente. Como empieza a fallar el razonamiento, labores que antes se hacían sin ningún problema se vuelven extremadamente difíciles. Uno de los primeros indicios que tuvo mi marido de que algo grave ocurría en su cerebro fue que empezó a tener dificultades con los números de las tarjetas de crédito; él, que, además de piloto, era licenciado en estadística matemática. Es verdad que ésas son unas operaciones memorísticas, pero es que tareas infinitamente más fáciles como utilizar el mando a distancia del televisor, poner la cafetera o vestirse también se volvieron imposibles con el tiempo. No podía seguir la secuencia de movimientos con que se desarrollaban estas sencillas actividades. Y como una manifestación más del mismo problema, algo verdaderamente desagradable: la falta de control sobre las necesidades intestinales y urinarias.

Prácticamente también desde los primeros estadíos de la enfermedad José Antonio empezó a mostrar un desaliño completamente extraño en él, que yo atribuía a su aparente depresión. En más de una ocasión tuve que llamarle la atención de que no se había afeitado correctamente. Entonces adoptó una costumbre sorprendente. Supongo que con el objetivo de ganar tiempo por las mañanas y así poder salir de casa lo antes posible (sus movimientos se habían vuelto mucho más lentos y necesitaba mucho más tiempo que el habitual para hacer casi cualquier cosa, por ejemplo, salir de casa por las mañanas) se le ocurrió la idea de afeitarse por las noches. Y claro, no se puede decir que al día siguiente su cara estuviese como recién afeitada, cosa a la que él no parecía darle la menor importancia. Eso era precisamente lo que más me extrañaba, pues había sido siempre extremadamente pulcro. Hoy sé que la falta de cuidado personal, e incluso cierta actitud despreocupada que constituye a veces una amenaza para la propia seguridad, es uno de los signos característicos de esta enfermedad en sus inicios. Y no es consecuencia de ninguna depresión, sino un resultado más de los fallos cerebrales de los que estamos hablando. Además, y dado que estas personas tampoco son capaces de procesar nueva información, de formar nuevos recuerdos, no pueden aprender de los errores que cometen y repiten una y otra vez, un día tras otro, los mismos fallos. Desesperante, ¿verdad?

Y todo esto sin olvidarse de los cambios en la conducta y en la personalidad: los trastornos del sueño, las alucinaciones y las ideas delirantes, la deambulación constante, los intentos de huida, la agresividad, la ansiedad, la apatía...

No todos estos síntomas están presentes, ni del mismo modo, en quienes padecen de Alzheimer. A veces se dice, incluso, que este mal tiene tantas caras como enfermos existen. Pero tan cierto como eso es que en casi todos los casos el problema empieza de un modo similar, evoluciona con el mismo declive gradual y finaliza con una fase terminal muy parecida. Saber cómo es esa evolución puede ayudar mucho al enfermo y a sus familiares porque así los cambios son menos inesperados y confusos, y hasta se puede estar mejor preparado para afrontarlos.

La primera vez que me enfrenté al hecho de que mi marido iba a morir fue en 1997, en el curso de una entrevista con Rubén Muñiz, el director de la Fundación Maria Wolff, el primer centro de día al que acudió José Antonio. Con palabras afectuosas y llenas de aliento, pero sinceras, Rubén —al que me permito llamar así porque terminamos haciéndonos grandes amigos— me habló por primera vez con franqueza de ese desenlace inevitable y yo decidí por primera vez no rebelarme ante aquellas palabras, aceptarlas. Por entonces nadie daba a José más de dos o tres años de vida. El Alzheimer evoluciona de una manera mucho más agresiva en las personas jóvenes y, por si esto fuera poco, él tenía uno de los tipos más feroces de cuantos podían darse, debido a la zona del cerebro que le había afectado. Pero ya han pasado más de seis años desde entonces y continuamos luchando.

La forma y el momento en que se presentan y la manera en que evolucionan los síntomas pueden parecer aleatorios, pero no lo son. Uno de los mayores especialistas en Alzheimer, el doctor Barry Reisberg, diseñó una escala de desarrollo consistente en siete fases por las que los pacientes y sus cuidadores han de pasar. Como media, este proceso dura diez años, pero puede llegar a durar hasta 15, 17 o incluso 20. No hace mucho conocí en la Asociación de Familiares de Enfermos de Alzheimer, de la que soy vicepresidenta, a una azafata cuya madre estaba a punto de cumplir dos décadas de enfermedad. La mujer nunca había salido de su casa para ser ingresada en un centro en todo este tiempo, aunque los últimos años los ha pasado postrada en la cama, como un vegetal, bajo los atentos y constantes cuidados de su hija.

Qué duda cabe de que hace falta mucho amor y mucha dedicación para ocuparse de un enfermo que no puede separarse de la cama, pero creo que la fase moderada o media es, si cabe, peor y las necesidades, mucho mayores. El enfermo es como un niño de dos años que puede andar solo por la casa, pero necesita que lo vigilen constantemente porque puede organizar unos desaguisados tremendos: abrir el gas, salir a la calle, perderse...

En la primera fase, la persona es todavía un adulto normal en el que no ha comenzado a manifestarse ninguno de los síntomas propios de la enfermedad aunque, a nivel interno, el proceso ya se haya desencadenado. Hoy se sabe que, aunque sea prácticamente imposible de detectar, el mal puede iniciarse incluso cuarenta años antes de que se presenten los síntomas. En la segunda, comienzan los problemas para encontrar la palabra correcta, se empiezan a olvidar algunos nombres de familiares y el lugar donde se han dejado las cosas. Éstos pueden ser también los rasgos de un envejecimiento normal, así es que, hasta este momento, muchas personas todavía no han sentido las señales de la alarma. En la tercera, los síntomas se van haciendo paulatinamente más evidentes e incluso comienzan los problemas laborales debidos a los errores o al bajo rendimiento. Los familiares comienzan a darse cuenta de que existen esos problemas para encontrar la palabra adecuada y los nombres correctos. La persona se pierde al dirigirse a lugares que le son familiares y se concentra mal. Sus problemas de memoria resultan obvios al conversar, porque se repite y pierde el hilo de lo que está diciendo. Además, le resulta difícil aprender nueva información. La enfermedad se encuentra todavía en una fase inicial que puede durar hasta siete años. Suele ser en esta etapa cuando se obtiene el diagnóstico. Entonces, cuando sabemos lo que ocurre, conviene no perder el tiempo y adoptar las primeras medidas para afrontar la enfermedad. Por ejemplo, es éste el momento de asegurar, mediante poderes notariales u otro tipo de acciones legales, los aspectos económicos o de cuidado personal, e incluso de hacer, si se estima oportuno, el testamento vital o voluntades anticipadas, es decir, una declaración de voluntad sobre el tipo de asistencia sanitaria que se desea recibir en el futuro, cuando las facultades mentales ya no permitan hacerlo. Hay que evaluar si todavía puede conducir y revisar las compras o las gestiones que haga, pues es muy fácil que se produzcan errores. Al mismo tiempo, el enfermo y nosotros, sus familiares, debemos empezar a informarnos de lo que la enfermedad implica, sus fases, sus problemas, para que los acontecimientos no nos cojan por sorpresa. Ponerse en contacto con una asociación de lucha contra el Alzheimer es una buenísima idea.

Con la cuarta fase se entra en un grado leve que puede durar unos dos años. Los problemas de concentración se hacen mucho más evidentes e incluso se olvidan hechos y obligaciones cotidianas. Estas dificultades empiezan a interferir en el comportamiento social: ya no se puede ir solo al banco y se necesita ayuda para hacer gestiones o labores sencillas, como ir a la compra o planificar una cena de Nochebuena. La carga todavía no es demasiado grande para las personas que convivimos con el enfermo. Es verdad que se hace pesado estar junto a alguien que no deja de preguntar a cada momento qué hora es o si hay dinero en la cuenta, pero nuestro familiar todavía conserva cierta autonomía: aunque si sale de casa corre el riesgo de perderse, en ella todavía puede estar sin que corra peligro ni provoque algún accidente. Se puede iniciar algún programa de apoyo terapéutico o incluso algún tipo de asistencia domiciliaria. Éste es, también, el momento en que debería empezar a abordarse de qué manera la familia se va a organizar para cuidar al enfermo cuando sus necesidades sean mayores y no pueda estar solo.

Cuando estaba en esta fase, empecé a buscar para José Antonio algunas actividades que le ayudaran a llenar las mañanas y que frenasen en la medida de lo posible el deterioro de sus funciones cerebrales. Por las mañanas, asistía a un club cercano a nuestra casa para que un joven de infinita paciencia le diera durante un par de horas clases de golf. Evidentemente, José ya no podía aprender nada, pero al menos no estaba solo en casa y pasaba el rato haciendo una actividad agradable. Con el tiempo, los fallos le ponían tan nervioso que tuvimos que dejarlo. Por las tardes, contraté los servicios de una fisioterapeuta para que le ayudara con algunas actividades y ejercicios. Nunca olvidaré el apoyo que me daba Mari Ángeles Cabello y el cariño con que trataba a mi marido. Recortamos juntas unos cartelitos con el nombre de las habitaciones, que luego colocamos sobre cada puerta para ayudarle a que no se perdiera por la casa. Ella lo sacaba a pasear, le leía los periódicos, le hacía dictados. Pero desde que obtuvimos el diagnóstico del Alzheimer hasta que José dejó de escribir no pasaron ni seis meses. Todavía conservo en su habitación, puestos con chinchetas sobre el corcho de una de las paredes, algunos de los carteles de cartulina roja sobre los que él había escrito con una letra pulcrísima, como de niño de colegio, «soy un tío estupendo». Por las mañanas iba tres veces por semana al centro de día que la Fundación Maria Wolff tenía en la calle Montesa, pero José no quería ir allí de ninguna de las maneras. Se resistía como podía. «Tú no sabes las personas que hay allí», llegó a decirme un día.

Cada mes que pasaba las cosas se volvían más difíciles. Por las noches, descansar junto a él era más y más costoso y yo me despertaba agotada cada mañana. Era un ritmo imposible de seguir para una persona que, como yo en aquel momento, necesitaba rendir al máximo dadas sus obligaciones. Así es que instalé una cama provisional en el salón y allí empecé a dormir todas las noches.

Llegados a este punto es cuando surgieron los problemas con actividades cotidianas como vestirse o asearse. La mejor estrategia es preparar la ropa y acompañar y ayudar al enfermo mientras las realiza, pero sin sustituirle: aquello que nosotros hagamos por él, él dejará de hacerlo y, de forma involuntaria, estaremos contribuyendo a que su deterioro avance más deprisa. No hay que corregir las equivocaciones a menos que sea absolutamente necesario, ni mucho menos reprenderle por ellas.

Por aquella época, y como una forma de tratamiento complementario, comenzamos a ir al Centro EuroEspes, que el doctor Ramón Cacabelos tiene en Santa Marta de Babio, en La Coruña. Allí fue el doctor Xavier Álvarez quien dirigió la atención de José. No tengo palabras para expresar lo importante que fue para nosotros su ayuda. En EuroEspes estaban desarrollando un programa de investigación en personas con un grado de enfermedad leve o moderado para comprobar los resultados de un nuevo producto llamado Cebrolisin, un protector neuronal. Era un tratamiento intensivo que se suministraba por vía venosa, combinado con algunos ejercicios de estimulación cognitiva y algunos otros estudios que sólo se realizaban allí. Pero fue imposible que pincharan a José Antonio con aguja alguna, le daban pánico, no se dejaba. «No me pinchéis, no me pinchéis que tengo dinerito...», decía desconsolado, intentando convencer con la mención del vil metal a quienes debían de parecerle unos seres brutales y desalmados en bata blanca que incomprensiblemente se empeñaban en hacerle daño. Finalmente no hubo más remedio que suministrarle el medicamento vía oral. Con agujas o sin ellas, no le podía dejar solo, tenía un miedo terrible. Apenas veía una bata blanca se echaba a temblar y había que estar continuamente a su lado, para tranquilizarle. Así es que me pasé 15 días del mes de junio del año 2000 encerrada en aquel lugar, sin separarme de mi marido más de diez minutos, y viendo a mi alrededor a todo tipo de enfermos neuronales y de familias desechas que, pese a todo, se desvivían y hacían todo lo posible por sobreponerse a la desgracia. Recuerdo especialmente a Mari Fe, una guapa granadina veintiañera que poco después de casarse se había quedado inválida tras un accidente de coche. Un *click* de sus pestañas era toda la comunicación que podía mantener con los suyos. Aquellas dos semanas de «encierro», rodeada de enfermedades crueles y tragedia humana estuvieron a punto de quebrantar mi ánimo y arrojarme al pozo de la depresión. El verdor idílico y húmedo de los hermosos parajes que rodeaban el centro no hacían sino añadir tristeza al ambiente. De vuelta a casa, mi médico de cabecera, la doctora Mari Ángeles, me recomendó que nunca más volviera a repetir aquella estancia, si es que quería mantenerme en pie anímicamente.

Aquella experiencia de Santa Marta de Babio que nunca más volvería a repetir —en adelante, sería Bergman quien acompañase a mi marido durante las dos semanas que dura el tratamiento— había comenzado mal. Subir al avión que nos llevaba a La Coruña había sido toda una odisea. Podría parecer increíble tratándose de alguien que se había ganado la vida como piloto, pero José iba encogido, asustado, tenía pánico al avión. La tripulación le había reconocido —casi siempre que volábamos sucedía eso— y se había acercado a saludarle, pero él les miraba con sorpresa y desconfianza, sin entender del todo por qué aquellas personas se acercaban hasta su asiento y preguntaban por él. En aquellos días, en los que yo viajaba mucho debido a mis actividades en el Consejo, no era extraño que se acercara hasta mí algún piloto o alguna azafata para interesarse por la salud del comandante Bárcena; con mucha más frecuencia los auxiliares de vuelo que sus compañeros pilotos, no sé si porque los primeros son gente más cercana o porque para los segundos la enfermedad de mi marido había sido un mazazo ante el que les costaba dar la cara.

Cuando paso revista a lo que ha sido la evolución de José desde sus inicios hasta nuestros días, casi tengo la certeza de que aquélla fue para él la época más dura. Todavía sufría muchísimo. Y creo que es así para muchas otras personas. En la fase leve, por lo general, el enfermo es aún plenamente consciente de su fracaso cerebral y personal y de todo lo que le pasa. Además, puede que se sienta abrumado y hasta culpable por no poder responder a sus obligaciones familiares y por las molestias y dificultades que su enfermedad ocasiona en quienes le rodean. Sé que a mi marido le torturó durante muchos meses la incertidumbre de lo que sería el futuro de nuestra familia y de sus hijos con uno de sus pilares hundido y completamente incapaz de valerse por sí solo.

Es a partir del estadío cinco, en el que comienza la fase moderada, cuando esta situación tan lacerante se alivia: el deterioro ha llegado a un punto en que el enfermo pierde la conciencia de sí mismo y de lo que sucede a su alrededor. También necesita ayuda para llevar a cabo las actividades elementales de la vida cotidiana, como arreglarse y vestirse, y está desorientado temporal y espacialmente. Ya no se entienden o no se pueden realizar tareas complejas, como comprar o seguir una receta, y no se les puede dejar solos, pues tienen tendencia a querer huir o, incluso dentro de los límites de su propia casa, su situación mental puede ocasionar accidentes graves que pongan su vida en peligro. Esta fase dura aproximadamente un año y medio.

Cuando la puntuación de las pruebas de evaluación específicas indican que nos encontramos en el nivel seis, se considera que la enfermedad ha entrado ya en una fase avanzada. Y en la transición entre el seis y el siete es donde José Antonio se encuentra ahora. Se requieren cuidados las veinticuatro horas del día. Resulta imprescindible la ayuda para asearse, vestirse, ir al lavabo y comer, y se ha perdido el control de las necesidades intestinales y urinarias. Se desconocen los acontecimientos recientes de la vida cotidiana, incluso el nombre de los familiares más cercanos; los trastornos del sueño son frecuentes y tampoco son extraños los cambios de personalidad, la ansiedad, la agitación, la agresividad e incluso las ideas delirantes. Esta fase suele prolongarse unos treinta meses.

Es triste decirlo, pero para nosotros fue un alivio bastante grande que empezara a usar pañales constantemente, como un niño. Antes habíamos vivido algunas situaciones dantescas tras las cuales no habíamos tenido más remedio que cambiar las moquetas de su habitación y repintar algunas paredes marcadas por la huella de una incontinencia que todavía era relativa. José no nos hubiera dejado ponerle antes los pañales, como a duras penas había aceptado pocos meses atrás que le atáramos al cuello un babero para adultos cada vez que comía: «Me tratáis como si fuera un niño», nos decía con voz lastimera. Y nos partía el corazón. Pero a estas alturas ya no era tan consciente de sí mismo y de su estado, por lo que la introducción de los pañales no resultó tan traumática. Además, habíamos adaptado la casa a sus necesidades, habilitando en uno de los lados una zona para su uso exclusivo, con lo que algunas necesidades cotidianas requerían menos esfuerzos y todos nos sentíamos más seguros.

Bergman fue uno de los primeros miembros de la casa en percatarse de las alucinaciones de José. A fuerza de pasar horas y horas junto a él, ha desarrollado una habilidad especial para comprender lo que mi marido intenta decir sólo con pronunciar dos o tres palabras deshilvanadas que para cualquier otra persona carecerían por completo de sentido. Así es como un día se dio cuenta de que José Antonio le estaba proponiendo montar un negocio a medias. Se trataba de algo que consistiría en comprar y vender. Él tenía el dinero y sabía cómo hacerlo; Bergman contaba con la gente necesaria... «Por supuesto, cuenta conmigo», le respondió el cuidador. Y él, al parecer, se puso muy contento. Como es evidente, jamás volvió a mencionar aquello del negocio (al poco tiempo ya se le había olvidado incluso que lo había dicho), ni volvió a proponerle ninguna otra empresa. Otros de sus delirios poco tenían que ver con ese espíritu productivo sino que son más bien un reflejo de los miedos y las zonas oscuras que atenazan su existencia. Como aquella tarde en la que, paseando con Bergman, se quedó paralizado por el miedo y señalando con el dedo a unos supuestos enemigos que habían salido a su paso para amenazarle y desafiarle. «Mira, mira...», gritó al cuidador, preso de un ataque de pánico. Allí, donde apuntaba su índice, no había nadie. El camino estaba completamente abierto y despejado. «Míralos, míralos, ¡cuidado, cuidado!», gritaba. «¿Cuántos son?», le preguntó el cuidador, siguiéndole la corriente. «Seis», contestó. «No te preocupes, tranquilo, que yo me bato con seis o con los que haga falta. ¿No ves?, pero si me tienen miedo. ¡Vengan, vengan, que les voy a dar! ¡Vengan si son valientes! ¿Ves, José? ya se van, nos tienen miedo...» Mi marido se lo agradeció como si acabara de salvarle de un desastre, y por fin se atrevió a seguir caminando.

Pero es cuando cae la noche cuando se expresan la mayoría de sus miedos. Entonces hay que estar más cerca de él y tranquilizarlo constantemente. Bergman se suele sentar a su lado en la cama hasta que consigue dormirse —«José, yo estoy aquí, no tengas miedo, no te va a pasar nada, nadie va a hacerte daño»—, pero no es extraño que se despierte alterado en mitad de la noche, preso de un ataque de miedo. No sabemos qué es exactamente lo que le provoca tanta angustia, qué temores profundos o qué imágenes lo asaltan, pero deben de ser horribles. El cuidador está convencido de que las fases lunares le afectan especialmente y que incluso cuando está próxima la luna llena, los ataques epilépticos que comenzaron a darle desde hace algo más de un año y medio es más fácil que se produzcan. Como tiene afectado el hipotálamo, el fallo en la producción de una sustancia que se llama depaquina es el causante. Esos ataques son espantosos. Menos mal que Bergman hace todo lo posible porque no se desaten en toda su crudeza, y a veces lo consigue: intenta sentarlo en la cama y le coloca una toalla húmeda en la parte posterior del cuello y en ese trance pasan hasta media hora. Si no, José Antonio se queda completamente rígido y experimenta unas convulsiones tremendas que lo dejan exhausto durante varios días.

Yo no sé si esta historia de la luna tendrá o no su sentido o formará también parte del pensamiento mágico de Bergman, un hijo de los misterios del altiplano andino y de la cultura de los chamanes, lo que sí sé, porque lo he leído, es que la hora del día no es completamente ajena al curso de la enfermedad. Se llama «trastorno al atardecer». Es posible que durante el día el enfermo se muestre completamente dócil, tenga una actitud pasiva e incluso pueda ser dirigido con facilidad, pero a medida que la noche se aproxima su comportamiento cambia. Se torna nervioso e inquieto, grita, deambula, siente miedo, tiene alucinaciones...

Al menos una cuarta parte de los enfermos sufre este último tipo de desvaríos. Mucho más frecuentes son las ideas delirantes: dos terceras partes las tienen. Por ejemplo, muchísimos sospechan que sus cónyuges o sus cuidadores les esconden los objetos a propósito o se los roban; o creen que viven encarcelados en habitaciones o en lugares que les son completamente ajenos; o sienten unos celos completamente injustificados, o piensan que todavía están trabajando, o que sus familiares muertos, sobre todo los padres, están vivos; incluso, como le sucede a mi marido, piensan que los personajes de la televisión son reales y que se puede hablar con ellos. Existe incluso una idea delirante muy específica denominada «síndrome de Capgras», en la que la persona cree que su cónyuge ha sido sustituido por un impostor de apariencia idéntica. Ni qué decir tiene el inmenso dolor y la desazón terrible que causan este tipo de vivencias. Sin embargo, no son este tipo de delirios los que más me preocupan. Lo que de verdad me llena de preocupación y de tristeza es que él tenga dolor, sufra, y nosotros no podamos entenderlo.

Ya nos ha ocurrido al menos en un par de ocasiones. Hace poco más de un año José tuvo una época en la que le daban unos sudores extrañísimos y le entraba una inquietud que ni Bergman ni yo podíamos explicarnos. En las visitas periódicas que realizamos al médico, los análisis no habían indicado la presencia de ninguna otra enfermedad ni problema añadido. Pensamos entonces que sería una manifestación más típica de la evolución del Alzheimer y no le dimos mayor importancia, pero, cada vez más, José palidecía, sudaba, e incluso llegaba a retorcerse. Una tarde, durante la merienda, Bergman vino a llamarme al salón, con evidentes signos de excitación y alegría. «¡Ya lo tengo!» ¿Qué era lo que tenía? En el otro lado de la casa esperaba la respuesta. Con cariño y mucha paciencia, conseguimos que José abriera la boca.

Bergman le levantó el labio superior sobre el lado derecho de su mandíbula y presionó con su dedo sobre una muela, de la que se desprendió un trozo completamente negro. Tenía la muela podrida y deshecha, se le caía a pedazos. Aquello le tenía que haber provocado unos dolores horribles, pero José había sido incapaz de decir ni una sola palabra. De allí venían aquellos sudores. No había duda. Se retorcía del dolor, pero no pudimos entenderle.

Meses más tarde, volvió a ocurrir un suceso de este tipo. Fue cuando tras un largo fin de semana de descanso volvíamos de nuestra casa de Güéjar Sierra. Conducía cansada, con José a mi lado. Era una tarde de lluvia cerrada que no facilitaba en absoluto el camino. En un segundo de despiste, me salí de la carretera. Nuestro coche acabó con el morro en la cuneta y nosotros, dentro. Tuvimos suerte, y el cinturón de seguridad contuvo el impacto y nos conservó ilesos. Eso era lo que a mí me parecía, al menos. De todas formas, al día siguiente decidí llevar a mi marido al médico, para asegurarme de que no le había ocurrido nada malo. «No me gusta, no me gusta, no me gusta», repetía sin descanso. Imaginé que el accidente le había asustado y que era eso a lo que se refería. «Esto no me gusta, no me gusta, no me gusta...» Repetía más tarde. Cuál no sería mi sorpresa cuando la médico descubrió que su mano derecha estaba rota. ¿Se imaginan el dolor? Eso era lo que no le gustaba, por supuesto. ¿Pero cómo iba yo a saberlo?

¿Cómo puedo yo evitar que sufra de ese modo, que tenga un padecimiento tan gratuito? Eso es lo que me aterroriza: que él esté sufriendo y yo no pueda hacer nada por ayudarle porque, simplemente, no puedo saber lo que le pasa, o no lo entiendo.

Cuando llegue al estadío número siete, y su lenguaje quede limitado a media docena de palabras, incluso más allá, cuando ya no hable nada, ni pueda andar, ni sentarse, ni sonreír o, incluso, respirar, entonces habremos perdido toda posibilidad de comunicarnos y sólo nos quedará esperar el final.

Hasta entonces, por lo menos intento apoyarme en los pocos instrumentos que nos quedan, como el lenguaje no verbal, y sacarles el máximo partido. Ahora puedo respirar tranquila cada vez que entro en su sala de estar, y le encuentro en su sillón, frente al televisor, balanceando la pierna derecha abajo y arriba. Cuando mueve así la pierna es que él está a gusto y todo marcha perfecto.

Capítulo IV

De esposa a cuidadora

Hace unos meses estuve en Estrasburgo y esa estancia me sirvió para comprobar lo que ya sabía: la ciudad sede del Parlamento Europeo y del Tribunal Europeo de Derechos Humanos es maravillosa, pero también una de las más aburridas de Europa. No es el único viaje que he hecho últimamente, ni mucho menos. Conferencias, clases y otras actividades me obligan a desplazarme con bastante frecuencia.

Gracias a Bergman y a mis hijos, ausentarme de Madrid algunos días no supone mayor problema. José Antonio está perfectamente atendido, aunque sé que a veces me echa de menos y que pregunta por mí al cuidador cuando pasa más de un día sin verme. «¿Dónde, dónde?», pregunta con insistencia. Y a Bergman le basta para saber que es a mí a quien se refiere. Nunca le digo cuándo, ni por cuánto tiempo, ni por qué razón voy a ausentarme. Hacerlo no tendría ningún sentido. Es probable que no lo entienda, y, si lo hace, al poco tiempo probablemente lo haya olvidado, con lo que habría generado en él, aunque sólo fuera durante unos minutos, una angustia innecesaria: si hay algo a lo que temen estos enfermos es a quedarse solos, a sospechar que pueden ser abandonados. Por eso siempre trato de desaparecer de su vista como si me fuese a la habitación de al lado, como si fuera a regresar en unos pocos minutos.

Durante la estancia en Estrasburgo, en la que conocí y

me entrevisté con miembros de la Corte de Justicia europea, representantes de la diplomacia española y otras personalidades, he vuelto a vivir una sensación a la que no me enfrentaba desde hace bastante tiempo: la de explicar ante extraños que, para más inri, me estaban evaluando, cuál es mi situación familiar. Y confieso que por primera vez he podido hacerlo con total serenidad, sin que se me hiciera un nudo en la garganta. Era candidata a formar parte del Tribunal y al entregar mi currículo no incluí en él ningún dato que hiciera referencia a esta cuestión. No me movió a ello ningún afán de secretismo. Sinceramente, consideraba y todavía considero que los datos de tipo familiar o personal no son relevantes y que lo único que venía al caso eran mis conocimientos, mi experiencia y la trayectoria profesional. Por eso, cuál sería mi sorpresa cuando una de las primeras cuestiones que se me planteó fue si estaba casada. Hacía mucho, mucho tiempo que nadie me lo preguntaba. Durante breves segundos pasó por mi cabeza una de las ideas a la que más vueltas le había dado durante los últimos años: «Yo no sé si soy una mujer casada, soltera o viuda...» Pero hace algún tiempo que ya había resuelto la duda. «Estoy casada y soy madre de tres hijos, que ya son independientes», respondí a mis interlocutores. «¿Y qué hace su marido?, ¿piensa él venir aquí con usted?» «Mi marido no puede venir, está muy enfermo. Tiene Alzheimer y debe quedarse en Madrid.» Condolencias, disculpas y más condolencias...

Sí, ya he resuelto esa duda. No estoy viuda. No soy soltera. Soy una mujer casada y bien casada, pero tan sola como nunca se había imaginado ni quiso estar. Aunque ése había sido muchos años atrás uno de los sueños que más se repetía: me veía con la edad que más o menos tengo ahora, en medio de un jardín, sin nadie alrededor, con unos pocos libros al alcance de la mano y, al fondo, unas voces de niños como corriendo o gritando, que no alcanzaba a entender. ¡Y yo que me creía tan fuerte y que necesitaba tan poco a los demás! Ahora, con seis años a la espalda de vivir con un ser absolutamente dependiente, echo en falta a José Antonio más que nunca y deseo, también como nunca, tener alguien a mi lado con quien compartir mi existencia. Echo en falta a mi marido. Y me quema el corazón ver qué ha sido de él y en qué se ha convertido nuestra relación.

Ayer, sin ir más lejos, vivimos una de las «cumbres» de nuestra comunicación. Mientras estaba merendando intentaba contarme algo que le había sucedido en el centro de día esa misma mañana. No había forma de entenderle, así es que yo no hacía otra cosa que insistir con uno de mis típicos monólogos. Le repetía, «qué tal, cómo estás, qué tal, cómo estás», pero él seguía intentando decirme cosas. Creo que quería explicarme algo así como que había mujeres a un lado y hombres a otro, pero no le entendía nada más. Y se iba poniendo cada vez más nervioso ante mi «torpeza». Entonces tuve que recurrir a la palabra clave que nos ayuda —me refiero a sus cuidadores y a mí— a tranquilizarlo: «Lo haces bien.» Repetidas varias veces, sosegadamente —«lo haces bien, lo haces bien, lo haces bien»—, estas palabras ejercen en él un efecto balsámico. Los especialistas me han explicado y he leído también en algunos sitios que, a veces, una palabra sugerida desde fuera puede, por así decirlo, limpiar ese «circuito» que se ha quedado obstruido y aplacar temporalmente la ansiedad lingüística. Pequeños trucos que facilitan la convivencia, pero que no me distraen de esta frustración tan profunda: ¡a esto se ha quedado reducida nuestra comunicación verbal!

Creo que la frustración es aún mayor porque las palabras siempre fueron muy importantes para nosotros. Sin ánimo de parecer pedante, diría que la nuestra fue desde el comienzo una relación bastante «intelectual». En fin, que nos encantaba filosofar y nos pasábamos horas hablando acerca del sentido de la vida, del amor, la historia, que nos apasionaba. También intercambiábamos nuestros conocimientos: él me explicaba matemáticas y yo fundamentos del derecho. Y para fundamentos éste: sólo con ideas una pareja no puede llegar muy lejos. También había entre nosotros una fortísima atracción, pese a que éramos muy diferentes, o precisamente por eso. Nuestros caracteres eran tan dispares como los de las familias o los paisajes de los que procedíamos. José Antonio había nacido en Abanto y Ciérvana, en la provincia de Vizcaya, el lugar donde estaba destinado su padre, un guardia civil que, como su esposa, procedía de Burgos. Gente sencilla, sobria y contenida como lo es Castilla. A mí me acunaron en Palma de Mallorca, en el regazo de una familia marcada por la luz, la extraversión y la generosidad mediterráneas. Y esas huellas familiares habían dejado un claro rastro en nosotros.

Ya he contado que conocí a José cuando estudiaba cuarto de Derecho en Salamanca. Era una chica muy estudiosa que había sacado primero, segundo y tercero en Badajoz por libre, y pensaba terminar la carrera en la capital charra. Estaba acostumbrada, como él, a seguir los pasos de un padre que era militar —teniente general, llegó a ser su grado— y también piloto. Fue precisamente por mediación de unos compañeros de mi padre que un día fui invitada a comer a la base aérea de Matacán, a las afueras de Salamanca, donde poco tiempo después iba a celebrarse una demostración de vuelo. En aquella comida me hablaron por primera vez de un chico que era un gran deportista y piloto, que participaría en aquella exhibición a la que, por cierto, estaba invitada a asistir, y entonces me lo presentarían... Por entonces yo estaba saliendo con un Coca, un Coca de Salamanca, pero andaba enamorada de un guapísimo ganadero extremeño. Nunca me habían faltado pretendientes. No es que fuera muy guapa, no, no era eso. Es que tenía dos armas portentosas que hasta el momento habían demostrado ser «infalibles». La primera, una cabeza centradísima y estupenda. La segunda, un tipazo heredado de mi madre. ¿Qué mujer es capaz de resistirse con veinte años al juego inocentemente vanidoso de medir sus encantos con los hombres? ¿Cuál sería la reacción de aquel piloto deportista al conocerme? Poco podemos hacer los seres humanos cuando el destino juega con sus dados. Pocos días antes de que llegara la exhibición el joven piloto se había roto la clavícula saltando en la cama elástica, así es que no participó y no tuvimos la oportunidad de conocernos. Eso sucedió poco tiempo después, cuando estaba en compañía de su amigo Agustín de Carvajal y Gil de Montes, rubio, atractivísimo y nobilísimo; aquel día yo me moría de ganas de que todo el mundo me viera paseando por la plaza Mayor de Salamanca parapetada por aquellos dos hombres tan atractivos. Pero fue José Antonio quien me escribió su número de teléfono en la esquina de una servilleta —¡cómo iba a ser de otro modo!— y comenzamos a salir un mes más tarde. Era febrero.

«¿José Antonio y Margarita? ¡Eso es imposible!», pensaban por entonces sus amigos. Nos suponían dos personalidades incompatibles. Él era muy serio, introvertido, casi hermético. Yo, efusiva, volcada hacia afuera, arrolladora. Efectivamente, José sonreía poco, pero cuando lo hacía era cautivador. Y me enamoré perdidamente de él. Primero, por puro placer estético. Segundo, porque me resultaba irresistible su timidez. Y tercero, y más importante, porque debajo de aquella zamarra de aviador y de aquellos músculos bien dispuestos, capaces de hacer piruetas sobre camas elásticas y otros portentos, se escondía un hombre absolutamente exquisito, un verdadero intelectual. Fue un profesor republicano que le había dado clases de historia en el Instituto San Isidoro de Sevilla quien inoculó en él un amor por el saber difícilmente saciable y un profundo espíritu crítico. Ésa ha sido siempre una de las peculiaridades más marcadas de José, una de sus facetas más sorprendentes e interesantes. Porque debajo de aquel hombre totalmente convencional en las formas, inmerso durante buena parte de su vida en una estructura tan constreñida y anquilosada como suele ser la militar —con la mirada y la intención puesta en los aviones, ingresó como soldado en el regimiento de San Fernando de Sevilla, un vericueto que le permitiría acceder más tarde a la Academia General del Aire sin tener que pagarse un uniforme que sus padres no podían costearle— se escondía un ser inconformista, insatisfecho con su entorno y siempre dispuesto a cuestionar las verdades instituidas. Algo parecido a un filósofo, un erudito autodidacta cautivado por la historia y por el arte y, muy en especial, por las tradiciones islámica y anarquista. Muchas veces he pensado que de haber nacido en el momento oportuno, José Antonio habría sido uno de aquellos anarquistas del primer tercio del siglo pasado dispuestos a remover cada uno de los cimientos de la sociedad: la Iglesia, la política, las mismísimas fuerzas armadas. ¿Quién podría esperar algo así de un capitán del Ejército del Aire tan serio y aparentemente convencional? «¡Qué desperdicio!», le espetó una vez aquel famoso profesor de historia cuando se encontró un día casualmente con José Antonio y descubrió que se había enrolado en la vida militar.

El caso es que me enamoré apasionada y perdidamente de él. Jamás había aceptado bajar la guardia de aquel modo con nadie, pero no podía impedirlo, me atraía como un imán. A mí me gustaban los hombres guapos, altos, ricos y bien vestidos, y él era alto y guapo, pero le faltaba todo lo demás. Sin embargo, estaba obnubilada por lo que tenía delante. Y el sentimiento era recíproco.

Dicen que la gente con una personalidad más fuerte y marcada, como era el caso de José Antonio, es la que peor lleva el Alzheimer. Antes de que entren en la fase en la que cualquier forma de pensamiento abstracto se hace imposible, llega un momento en que no pueden compartir con los demás, por imposibilidad de expresarlo verbalmente, lo que siguen planteándose a sí mismos. Eso es lo que ha debido de ocurrir en el caso de mi marido. Del mismo modo, creo también que en aquellas relaciones, como la nuestra, en las que la reflexión intelectual, el intercambio de ideas y de opiniones han sido importantes, el efecto destructivo de la enfermedad es especialmente demoledor.

¿Qué soy ahora para José Antonio? ¿Sigo siendo su esposa? Sinceramente, eso es lo que me gustaría, pero creo que no lo soy. Son realmente excepcionales las ocasiones en que algo en lo que dice, o una especie de chispa que nace del fondo de su mirada cuando me ve sugieren que todavía permanece almacenado en algún lugar de su cerebro parte de nuestro pasado juntos, algún recuerdo de una vida en común. Aunque incluso esto son meras suposiciones. Creo que ahora José ve en mí a la persona que le cuida, alguien a quien se acerca para poder mitigar ese miedo casi instintivo y animal que le produce estar solo, aunque sea apenas unos segundos. Alguien que le toca, le acaricia y, con su presencia, le aporta la seguridad y el calor que necesita. Alguien que le da cariño incondicional. Y no es poco. Es posible que apenas unos pocos sentimientos, especialmente el cariño, sean los únicos vínculos que mantienen a estos enfermos conectados a la realidad.

A falta de palabras, los labios se han convertido ahora en nuestra mejor fuente de comunicación. Le encanta que pose los míos sobre los suyos, que le dé besitos pequeños, cortos y repetidos, como si fuéramos dos pájaros que se tocan con los picos. Él suele perseguirme por toda la casa para que se los dé, con un runrún ininteligible que yo entiendo como un reclamo; efectivamente, se calma cuando le beso. Es curioso pero creo que ahora nos besamos mucho más de lo que lo hemos hecho antes, aunque el sentido de este contacto es ahora completamente distinto y, al menos por mi parte, cualquier intención sexual está absolutamente borrada de nuestro mapa. De «mi» mapa, debería decir para ser más fiel a los hechos. Porque una de las características del Alzheimer es que, durante su primera y segunda etapa, cuando su intensidad es leve o moderada, la pulsión sexual no desaparece en el enfermo, sino que, incluso al contrario, se puede manifestar más activa y desinhibida que cuando estaba sano. Esto sucede, en parte, porque en el cerebro de estas personas han desaparecido los condicionantes sociales y religiosos que reprimen nuestros instintos, de tal manera que la sexualidad se expresa en ellos de una manera mucho más primaria. Bergman me ha contado cómo en alguna ocasión, cuando paseaban por la calle, se ha puesto rojo de vergüenza al tener que pedir disculpas y explicarle a alguna jovencita por qué insistía José en acercársele tanto y casi perseguirla. Tres minutos de explicaciones suelen ser suficientes para hacer comprender la situación, que se trata de una persona enferma que no es consciente de lo que hace, pero eso no impide que, cuando esto sucede, el pobre Bergman pase un mal rato.

Por suerte nunca ha pasado nada así cuando yo le acompañaba, ni me he visto en otras situaciones vergonzosas en las que los enfermos, por ejemplo, se desnudan o incluso se masturban en público. Vergonzosas, sí, porque por más que uno entienda que todo ello es fruto de la enfermedad, resulta inevitable sentir vergüenza cuando un ser querido actúa así a la vista de extraños, incluso de los niños. Aceptémoslo: por más que lo intentemos, los familiares de un enfermo de Alzheimer tenemos nuestros puntos débiles y nuestras limitaciones y no somos capaces de afrontar siempre con el tino y la racionalidad necesarios todas las consecuencias y todas las situaciones difíciles en las que nos coloca esta enfermedad.

Reconocerlo nos tiene que ayudar a aceptar que es lógico y humano que sea así y a no sentirnos culpables por ello.

Desde luego, éste de la sexualidad me parece uno de los puntos más difíciles de abordar para una mujer con un marido enfermo de Alzheimer. Durante estos años he leído todo tipo de libros y guías para personas y familias que se encuentran en mi situación, y éste suele ser uno de los aspectos de los que siempre se habla y en los que no faltan los consejos. Se dice que en el cónyuge sano se producen respecto a este punto sentimientos de confusión, desconcierto e incluso de culpa. ¿Por qué? Pues bien o porque necesita, y por tanto provoca, la relación sexual, o porque la rechaza y la anula por completo. En esos mismos libros se dice también que en ninguno de los dos casos se debe sentir culpa. Que si el cónyuge sano mantiene relaciones sexuales con el enfermo de Alzheimer sin violencia no está cometiendo ninguna «violación» ni «se está aprovechando de un demente». De hecho, una respuesta normal en una persona sana puede ser la necesidad de continuar la vida de pareja a la que estaba acostumbrado, al menos en las primeras fases de la enfermedad. Pero en este caso hay que tener algo en cuenta para no llevarse sorpresas: es probable que el enfermo no recuerde cuáles eran los hábitos de la pareja, que haya olvidado por completo los prolegómenos y se centre en el acto sexual, que se comporte de un modo muy diferente a como solía hacerlo (más activo o más pasivo), e incluso, a veces, pueda confundir los papeles.

También se dice que si el cónyuge sano no desea mantener relaciones sexuales con el enfermo, es perfectamente lógico que así sea y está en su pleno derecho de evitarlas. Y que las situaciones embarazosas que puedan darse hay que abordarlas con naturalidad, sin concederles más importancia que a otras (por ejemplo, cuando no sabe el día que es, o deja un pañuelo dentro del frigorífico). ¿Qué hacer, por ejemplo, si se empeña en tocar a alguien? No tiene ningún sentido recriminarle ni enfadarse con él: actuar así puede resultar negativo. Hay que intentar distraerle, darle alguna cosa para que se entretenga y cambie su punto de interés. De acuerdo, entendido. Todas ellas son recomendaciones muy útiles. Pero dar consejos y hablar de los problemas es más fácil que vivirlos. ¿Verdad?

Nosotros dejamos de dormir juntos hace más de cuatro años, cuando José comenzó a tener problemas para conciliar el sueño por las noches y se pasaba buena parte de ellas deambulando. El estado de agitación nocturna es bastante habitual en estos enfermos. Entonces llegó a ser imposible permanecer a su lado teniendo que levantarme despejada para ir a trabajar el día siguiente. Sin embargo, aunque tengamos habitaciones independientes, el contacto físico sigue siendo importantísimo entre nosotros, la mejor manera de que reciba cariño y seguridad. Cogerle del brazo, besarle, abrazarle...

A veces pienso que él me corresponde con la enorme satisfacción de ser una de las poquísimas personas cuyo nombre, de vez en cuando, pronuncia. Desde luego, no tengo ni la más mínima idea de por qué esto es así, ni si tiene o no algún significado, pero a mí me gusta reconfortarme con la idea de que es una forma de respuesta a mi cariño. Aunque cada vez sucede menos, todavía en alguna ocasión me llama «Marga», como siempre lo hizo. Otras me dice «bonita, bonita, bonita», de ese modo ansioso y repetitivo con que expresa su desasosiego. O incluso se refiere a mí, cuando habla con Bergman, como «la gorda». «¡Cuidado, cuidado, que viene la gorda!», me ha contado el cuidador que le ha dicho en alguna ocasión. Su nombre nunca ha podido aprendérselo. A él lo llama amigo, o simplemente lo tutea. Tiene gracia. ¡Hasta los enfermos de Alzheimer saben cuando alguien no está precisamente en su peso ideal!

Hasta cierto punto ya he superado aquella impresión horrible de estar permanentemente inmersa en la sensación de haber perdido a mi marido, de vivir su pérdida a cada instante. Ahora sencillamente sé que lo he perdido e intento sobrellevar del mejor modo posible esa certeza, procurando no pensar demasiado en ello. Todo lo que intento es responder lo mejor que pueda a las exigencias que plantea esta última etapa de nuestra relación: por más que no sienta a José como a mi marido, soy su esposa, lo seré y cuidaré de él hasta el final de sus días. O de los míos.

El Alzheimer ha respetado los sentimientos y el cariño, pero ha pulverizado uno a uno todos los demás pilares sobre los que se construyó nuestra pareja. La comunicación y el intercambio intelectual es uno de los más importantes. El otro, la independencia. Puede que nuestro matrimonio fuera a la vista de la mayoría de la gente de lo más convencional, pero no lo era en absoluto en cuanto a nuestros planteamientos y convicciones. Para nosotros la libertad y la independencia siempre fueron fundamentales e intentamos respetarlas hasta sus últimas consecuencias. No siempre fue fácil. De hecho, durante diez años estuvimos separados judicialmente. Fue un período bastante complicado de nuestra vida en común, pero a los 25 años de casados retiramos la demanda de separación que, de hecho, nunca llegó a tener efecto. Entonces, cuando amainó la tormenta, comenzamos a vivir una de las etapas más dulces de nuestras vidas. Sólo que José me decía a veces, con un poso de tristeza perfectamente perceptible: «No te pareces en nada a la Margarita con quien me casé.» Entonces él se encontraba solo, y yo no me di cuenta. Vivía completamente volcada en mi trabajo.

Lo profesional ha desempeñado un papel tan importante en nosotros como paradójico. La pasión que José sentía por los aviones era tan fuerte como la mía por el derecho, y para ambos, nuestro trabajo era parte sustancial y definitoria de nuestra existencia. Pero a ninguno de los dos le gustaba la profesión del otro. Él renegaba por completo de la vida política e institucional y no soportaba los actos públicos. Tanto, que era de los que no votaba. Sólo lo hizo una vez, en unas elecciones locales, después de que yo le sometiera a un intenso acoso, durante semanas, para que lo hiciera en favor de una candidatura cuyas posibilidades de alzarse con la victoria estaban muy reñidas. Tal era su desapego del mundo institucional que nunca jamás me acompañó a ninguno de los muchos actos públicos a los que tuve que asistir durante aquellos años. Ni tan siquiera a mis tomas de posesión como adjunta al Defensor del Pueblo, en 1984, o como vocal del Consejo General del Poder Judicial, en 1996. Los organizadores del protocolo pronto aprendieron que doña Margarita Retuerto Buades acudía sola a todas partes. Al principio pensaba que era por puro desinterés ante lo que yo hacía, y eso no me gustaba... Hasta que lo entendí: la vida pública no le gustaba y no tenía por qué aceptarla.

Ahora sigo asistiendo sola a los actos a los que todavía me invitan. Pero es muy distinto que eso ocurra porque ésa es la elección de tu pareja, a saber que vas sola sencillamente porque lo estás y ya no tienes a nadie con quien ir. Paradojas de la vida: es completamente impensable que José pudiera acudir ahora a uno de estos actos. Se asustaría como un polluelo abandonado en medio de una autopista, completamente nervioso de verse rodeado por tantas personas que hablan y hacen ruido. Incluso en casa lleva mal que se acumulen a su alrededor más de dos o tres personas. Pero estoy convencida de que si le diera a elegir, y él pudiera hacerlo, entre la posibilidad de acudir conmigo a uno de estos ruidosos y concurridos lugares o quedarse completamente solo en casa —cosa, igualmente imposible e impensable— optaría por lo primero. Tal es el pánico que tiene a la soledad.

Durante nuestras tres décadas largas de vida compartida

conseguir la autonomía propia y aceptarla en el otro no ha sido siempre un camino fácil ni nos ha deparado sólo momentos de grandeza moral y satisfacciones. Ya he dicho que, especialmente durante los últimos años, cuando mi vida profesional atravesaba sus momentos más álgidos, José Antonio se sentía solo y yo no lo supe entender, ni darle la importancia que tenía. Había comenzado a trabajar quince años después de nuestra boda, en plena transición política, organizando la secretaría técnica del Grupo Parlamentario Popular, apenas un embrión de lo que más tarde sería. Recuerdo con meridiana claridad el primer día que llegué a casa, orgullosa, con mi modesto primer sueldo en el bolso. Habíamos quedado ese día para salir a dar un paseo con los niños, pero yo regresé a casa bastante tarde, porque surgió un imprevisto en el trabajo y ya no pudimos salir. Mi trabajo ha sido siempre de dedicación plena y me ha resultado muy difícil ajustarme a horarios. José me estaba esperando en casa con el gesto muy serio y no se limitó a felicitarme por mi pequeño hito laboral. «Me parece muy bien que trabajes, pero los niños y yo no tenemos por qué estar esperándote en casa», me dijo. No le respondí en aquel momento, estaban delante nuestros hijos, pero mi enfado era monumental. Por la noche, en la habitación, llegó mi respuesta: «Cuando yo tenga que trabajar, tanto los niños como tú tendréis que esperarme todo lo que sea necesario. Mira, no me hagas elegir entre el trabajo y tú porque no sé con qué me quedaría...» Y el asunto quedó completa y definitivamente zanjado.

La verdad es que yo comencé a tener una proyección más hacia afuera que hacia adentro de la familia. José tampoco estaba demasiado en casa, los vuelos se lo impedían. A veces se pasaba hasta seis meses fuera, destacado en alguna otra provincia. Gracias a la ayuda de unas señoras estupendas pudimos resolver el cuidado de los niños y demás asuntos domésticos. Nos quedaba el tiempo libre para disfrutarlo juntos y dedicarlo a lo que más nos gustaba: viajar, el arte, la música, salir a comer o a cenar...

Ahora la gente está asombrada de cómo José Antonio se ha convertido en el centro de mi vida; cuidarle y proporcionarle el cariño, la atención y la seguridad que necesita es la razón principal de cuanto hago. Mi propia madre llegó a decirme un día: «Pensábamos que José te quería más de lo que tú le querías a él, pero ahora veo que no.» No guardo ninguna culpa del tiempo que no le dediqué cuando estaba volcada en mi trabajo y él era todavía una persona sana. La independencia y la autonomía habían sido una de las bases de nuestra unión. Pero ha podido contar conmigo plenamente cuando más me necesitaba. A partir del momento en que tuvimos el diagnóstico de José Antonio en nuestras manos, protegerle e intentar sacarle del pozo en el que había caído se convirtió en mi principal objetivo. El Alzheimer me ha dado unas grandísimas dosis de humildad y me ha enseñado a ser mucho más modesta. Ahora me basta con intentar que él viva lo mejor posible los días o los años que le resten.

La autonomía ha dejado de formar parte de nuestro vocabulario. José es una persona totalmente dependiente, y depende totalmente de mí. Y yo no puedo despegarme ni un solo minuto de este hecho. ¿Cabe imaginar una fusión mayor? Sin embargo, para mi supervivencia y, por tanto, para la supervivencia de ambos es completamente necesario que yo sepa y pueda encontrar un espacio para respirar, vivir, descansar y ser yo misma. Éste es uno de los deberes más importantes para un buen cuidador.

En *Elegía a Iris* John Bayley ha descrito como pocos esa relación especial que experimentan el enfermo de Alzheimer y el ser querido que le cuida. Cuando la afamada escritora dublinesa, autora de más de 25 novelas y uno de los más notables nombres de las letras británicas en el siglo XX, se convirtió «en una encantadora niña de tres años», su marido se compenetró con ella de tal modo que llegó a borrar por completo la imagen que de ella tenía hasta entonces. «Algo parecido ocurre con mi memoria, que sólo funciona con ella tal y como es ahora y, por tanto, como siempre ha sido.»

Uno de los pasajes que más me llamó la atención de ese hermoso libro es aquél en el que se refiere al comentario que una conocida suya le hizo respecto a su marido, también enfermo de Alzheimer. «Es como estar encadenado a un cadáver, ¿verdad?», recuerda. Bayley cuenta que le respondió que sí en el mismo tono jocoso pero sin demasiadas ganas de adherirse a esa metáfora en concreto. «Oh, un cadáver muy querido», corrigió la mujer mirándole con picardía y como sugiriendo que podía estarle agradecido de que en su presencia sobrasen las convenciones típicas de nuestra situación. Pero él no podía estar agradecido en absoluto. Le repugnaba la idea de que la enfermedad de Iris tuviera algo que ver con el marido de aquella mujer. Pero aquella desagradable metáfora no le pasó al escritor en absoluto inadvertida y la imagen del cadáver y de la cadena siguió rondándole cierto tiempo. Lo mismo me sucedió a mí cuando leí estas palabras. Me cuesta mucho decir lo siguiente, pero es así: amo profundamente a mi marido. Y precisamente porque lo amo, a veces quiero que se muera. No me avergüenzo de ello. Es un sentimiento profundamente humano, pero que me desazona por lo contradictorio.

CAPÍTULO V

VISITAS Y AMIGOS

Las fotografías que tenemos diseminadas por la casa nos recuerdan de vez en cuando que hubo un día en que todo fue mejor. Por ejemplo, ésa en la que está José, atractivo como Gary Cooper con su fino bigote, en la vieja Bucker en la que aprendió a volar. En la misma mesita auxiliar, un poco más atrás, Gonzalo, nuestro hijo mayor, y Elena, su esposa, radiantes el día de su boda. Otras en las que se ve a Margarita y Alfonso todavía niños, siempre a punto para la travesura. Sólo la llegada de nuestros nietos ha actualizado las imágenes de esta pequeña revista familiar.

No es por masoquismo ni por afán de agarrarnos al pasado por lo que conservamos a la vista estas fotografías. No es eso. Quitarlas o esconderlas hubiera sido para nosotros más penoso. Algo parecido a estar de luto. Pero hay más aún: esas fotografías familiares tienen una función terapéutica para José Antonio. O, al menos, debieron tenerla algún tiempo atrás. Le servían para mantener una conexión con el que había sido su mundo hasta que el Alzheimer comenzó a hacerse fuerte en su cerebro y a robarle la memoria. Le ayudaban a recordar quiénes éramos nosotros, su familia, y también quién era él y a qué se había dedicado hasta entonces. Por esa misma razón, en la pequeña estantería que colgamos en su habitación, la habitación especial que acondicionamos para que pudiera sobrellevar más cómodamente su enfermedad, coloqué también algunas fotografías en las que se le podía ver haciendo dos de las cosas que más le gustaban: pilotar aviones, por supuesto, y esquiar. Incluso puse sobre ella una pequeña placa de homenaje que le habían entregado algunos de sus compañeros, una asociación de la aviación civil del aeropuerto de Sondica, en Vizcaya, donde había aterrizado en tantas ocasiones.

No estoy muy segura de los efectos que todas estas imágenes han podido tener en su ánimo y sus recuerdos años atrás, cuando todavía no se encontraba en una fase tan avanzada. Me he guiado y me guío por los consejos de quienes se han dedicado a estudiar la enfermedad o quienes tienen una dilatada experiencia en el cuidado de sus «víctimas». Lo que sí sé es que ahora ni las ve, ni las mira. Muchas veces su mirada está perdida, como posada sobre algún punto del espacio que sólo él distingue, y, desde luego, concentrarla sobre un objeto como una fotografía viendo y entendiendo las imágenes que están ante sus ojos es un ejercicio que excede en mucho sus posibilidades actuales. Pero si esas fotografías llevan ahí tanto tiempo y todos las hemos visto ¿por qué iba a retirarlas ahora?

Aunque nadie puede saber con certeza si en otro tiempo pudieron ayudarle, confío en ello. La palabra certeza no existe cuando se habla del Alzheimer. Pese a que existe un cuadro claro de síntomas a los que está asociado, cada enfermo presenta algunos de ellos, no necesariamente todos, y, en cada persona, las manifestaciones, la aparición y el desarrollo de estos síntomas puede ser distinta. Así, por ejemplo, en ese terreno del papel que pueden llegar a tener las fotografías u otro tipo de imágenes en el cerebro de José Antonio, nos hemos dado cuenta de algunos detalles significativos que ocurren cuando ve la televisión, uno de sus mejores sedantes y entretenimientos en este momento. A veces José se emociona cuando ve en ella algunas cosas, como ciertos lugares ante los que reacciona como si le fueran familiares o aviones que vuelan. Otras, da la impresión de que las imágenes o algo de lo que está sucediendo en la pantalla traspasa la barrera catódica y se funde o confunde con su realidad. Este tipo de ideas delirantes no son extrañas en el Alzheimer.

Puede que Bergman sea algo exagerado o añada parte de su fantasía a estos sucesos. A veces la visión que tiene de las cosas me recuerda al realismo mágico de Gabriel García Márquez en *Cien años de soledad* —a fin de cuentas, Colombia y Bolivia no están tan lejos—, pero él me ha contado en más de una ocasión cómo José parece que en algunos momentos confunde su persona con alguno de los protagonistas de la película que está viendo, como si se metiera en la pantalla. Cuando esto ocurre, es posible que Bergman, para seguirle la corriente, le hable como si él mismo fuera otro de esos personajes. «José, mira, yo soy un vaquero, aquí llevo mis pistolas y te reto a duelo», le dijo un día, levantándose de su asiento, a la derecha del butacón que ocupa José, mientras veían un *western*. «Venga José, respóndeme, ¿tú quién eres?», añadió mientras hacía el ademán de llevarse las manos al lugar de donde debían penderle las armas. «No, no. Yo soy el Chapulín Colorado», le respondió él, como rehuyendo el enfrentamiento. Se refería al personaje de un chaval pícaro y travieso pero bastante inocente y de gran corazón, protagonista de una serie infantil mexicana, uno de sus favoritos. José disfruta especialmente con el fútbol y con los programas para niños. No me puedo imaginar cuál es el atractivo que encuentra en observar a un puñado de hombres corriendo tras un balón si, estoy convencida de ello, no entiende lo que hacen, ni la dinámica del juego. Pero comprendo perfectamente que le gusten tanto los programas infantiles, sobre todo los dibujos animados. No en vano él es ahora mismo como un niño de un año. Eso mismo debe de pasarle a muchos. A Iris Murdoch le gustaban los Teletubbies, y ella y su marido los veían juntos cada mañana, de lunes a viernes, en lo que suponían treinta minutos de calma frente al televisor.

Pero no termina aquí este increíble mundo de las imágenes. Por ejemplo, hay enfermos que llegan a tener problemas con la suya propia, es decir, no se reconocen a sí mismos, no se acuerdan de cómo son. En esos casos se aconseja que todos los espejos que pueda haber en la casa sean retirados porque, al verse reflejados en alguno de ellos, pueden pensar que se encuentran frente a un extraño que se les aproxima demasiado, amenazadoramente, lo que podría provocarles una gran angustia e incluso pánico. Nada de esto le sucede a José Antonio. Cada mañana, después de que Bergman lo duche y lo afeite, se contempla durante algunos segundos en el espejo. Parece que se siente complacido y puede esbozar algo parecido a una sonrisa cuando el cuidador le pregunta si no es cierto que entonces, recién aseado, peinado y afeitado, está mucho más guapo. Quizá llegue el día en que deje de reconocerse y también debamos retirar los espejos de nuestra casa. Desde luego, no será lo peor a lo que hayamos tenido que enfrentarnos. Estoy segura de que todavía entonces la anécdota del Chapulín Colorado nos hará reír cuando la recordemos.

Una de las fotografías que más le gustaban a mi marido y más significativas en su vida no está expuesta en ninguno de los rincones de nuestra casa. Abre el álbum que mis hijos y yo le regalamos cuando cumplió 50 años. Es una magnífica instantánea en la que pueden verse cuatro aviones T-6 en pleno *looping* sobre los campos de Salamanca, una de las acrobacias que él bordaba, un descenso completamente vertical, en picado, de cuatro aparatos ocupados por él mismo y tres de sus mejores compañeros y amigos: Víctor Navajo, Chencho Recio y Agustín Carvajal, que por entonces no debían de tener más de 23 o 24 años. Los mejores amigos de José Antonio han compartido su misma pasión por los aviones. Buena parte de ellos, como Víctor, Inocencio y Agustín, forjaron su relación cuando compartían nave e inquietudes en la base de Matacán y se instruían como pilotos. A los demás los conoció años más tarde, al incorporarse a la aviación civil bajo las siglas de la compañía Aviaco. Es el caso de otros dos compañeros que han ocupado un lugar muy importante en su vida: Emilio Romeu y Jesús López Baíllo.

Para todos ellos saber que José tenía Alzheimer supuso un mazazo. Y fue su propio amigo, mi marido, quien se lo hizo saber. Todos habían percibido que a José le ocurría algo antes de que él hablara de su enfermedad. Andaba como perdido. Comentaban su aire ausente, con despistes y falta de reflejos. Yo desconocía que esto estaba ocurriendo, me lo contaron después sus amigos. Y ahora me duele pensar la preocupación y la angustia con que debió de vivir aquellos días, permanentemente preocupado de que aquellos olvidos momentáneos e incomprensibles pudieran asaltarle en el peor momento. Él era el comandante, o sea, el máximo responsable de lo que ocurriera en cada vuelo, pero se preocupaba muchísimo por saber quién era el segundo que le acompañaría en cada viaje; era su modo de asegurar que todo iba a ser normal, sin problemas de seguridad.

Jesús López Baíllo, con quien voló durante muchos años, no se había percatado de nada de cuanto sucedía, ni a sus oídos había llegado rumor alguno. Hacia 1996, un día que coincidió con José Antonio en el área para tripulaciones del aeropuerto de Barcelona, lo había notado más triste y distante a la hora de comunicarse, pero no le dio mayor importancia, pensó que simplemente estaba algo cansado o deprimido. Cuando escuchó de los propios labios de su amigo cuál era la verdadera raíz de aquel aparente desánimo se quedó sin habla y ni siquiera pudo pronunciar en aquel momento unas palabras de consuelo. Había oído hablar de la enfermedad de Alzheimer y sabía, más o menos, lo que significaba tenerla, pero nunca había pensado que una persona de la edad de José Antonio pudiera ser su víctima.

Emilio Romeu supo que algo iba mal un domingo en que fueron a tirar a los faisanes a Los Molinos. Emilio, José Luis y mi marido eran más que colegas al servicio de la misma compañía: José tenía plena confianza personal y profesional en ellos, tanto que los nombró subdirectores, es decir, sus segundos, cuando él fue designado máximo responsable de operaciones en Aviaco. Compartía con Emilio, además, la afición de la caza: habían sido compañeros de escopeta durante los últimos años. Fue ese domingo, ya al final de la tarde, cuando, de regreso a Madrid, le dijo: «Emilio, me pasa algo, estoy deprimido, pienso que la vida no tiene demasiado sentido.» Emilio le preguntó entonces si tenía problemas conmigo, o si había alguna otra razón que pudiera explicar aquello. No, no la había: tan sólo un desánimo y una tristeza profundos que no conseguía superar. En aquel momento no le habló de nada más, ni Emilio, por discreción, le hizo más preguntas, aunque él ya había oído por los pasillos de la compañía que José tenía de vez en cuando unos despistes muy llamativos.

Emilio se quedó preocupado y bastante desconcertado. No entendía qué motivos podía tener mi marido para estar deprimido si atravesaba por aquel entonces lo que podría considerarse una «etapa dulce» en su vida. Había vuelto a pilotar aviones y a desempeñar algunas funciones como instructor y los momentos más duros en la dirección de la compañía habían quedado atrás. Su experiencia allí fue bastante difícil. En efecto, llegó a operaciones a mediados de 1983, en un momento delicado en el que Aviaco estaba a punto de desaparecer, por falta de rentabilidad. A todo esto se le añadía bastante revuelo interno, no pocos problemas laborales y fuertes demandas sindicales. Pero bajo el mandato de José

Antonio la compañía pudo consolidarse. Acometió un plan de viabilidad, incorporó un nuevo procedimiento de programación y planificación de vuelos completamente informatizado —Aviaco fue una de las pioneras en el mundo en hacerlo— y emprendió fuertes medidas de racionalización interna, que soliviantaron a parte de los más veteranos, miembros de las antiguas camarillas acostumbrados a ciertos privilegios. Sin embargo, todo ello fue poco comparado con la tensión derivada de aquel terrible accidente de diciembre de 1983 del que ya he hecho mención. José reaccionó como toda su vida lo había hecho ante los problemas que se le presentaban: reforzando su hermetismo y tragando bilis solo, sin decir una palabra más alta que otra. Jesús y Emilio vivieron con él aquellos días aciagos y el máximo improperio que oyeron de su boca fue: «¡Qué putada!» Pero su rostro se quedó gris, como de piedra. Yo le vi llorar. Sólo le he visto hacerlo en dos ocasiones: entonces, y cuando murió nuestra pequeña Lluca.

Sus amigos no podían entender cómo, cuando José se había alejado de todos aquellos problemas y del agobio de tantas responsabilidades, precisamente cuando la vida más le sonreía, sus ocupaciones eran mucho más relajadas e incluso en su casa las cosas marchaban mejor que años atrás, aquella insidiosa depresión le estaba amargando la existencia.

Además, aquellos inexplicables incidentes y olvidos seguían produciéndose. Uno de los más llamativos hizo pensar a Emilio que algo realmente serio le estaba sucediendo. Un día de vuelo, Charo, la esposa de otro de los amigos y compañeros pilotos con los que José había estado cenando apenas unos días antes, acudió a la cabina para saludarle cuando se enteró de que era él quien pilotaba el avión en el que viajaba. Poco después Charo telefoneó a Emilio para decirle que no comprendía cómo ese piloto tan supuestamente amable y educado con quien había estado compartiendo una agradable velada pudiera ser en realidad tan grosero y engreído: al verla a bordo la había tratado como si fuese una absoluta desconocida, una intrusa que se hubiese colado en la cabina. «Se comportó como si no me hubiera visto nunca», explicó a Emilio la ofendida. Y él cayó en la cuenta de que eso era lo que debía de haber ocurrido realmente: José Antonio no sabía quién era Charo, se había olvidado de ella. No cabía otra explicación.

Luci, la mujer de Víctor Navajo, uno de sus amigos más antiguos y queridos, también había vivido una de aquellas sorpresivas desconexiones. Víctor y José habían sido compañeros en Salamanca y separaron sus caminos al ingresar en compañías diferentes: Víctor lo hizo en Iberia. Pese a ello, se mantuvieron muy unidos: tras algunos años de recorrido por distintas ciudades, habíamos acabado siendo prácticamente vecinos, a las afueras de Madrid, y los cuatro salíamos juntos con frecuencia. Aquel día Víctor estaba volando y yo enredada con las mil y una obligaciones del Consejo, así es que Luci y José Antonio fueron juntos al centro de la ciudad, a un concierto en el Auditorio. Conducía él de vuelta a casa cuando, de repente, se desorientó y no supo dónde estaba. Era el mismo recorrido que había hecho miles de veces, pero necesitó las indicaciones de Luci para volver a casa. Mi marido ya le había contado a Víctor que estaba atravesando un mal momento, que tenía el ánimo por los suelos, que la memoria le fallaba y que tenía despistes incomprensibles. Éste había intentado restarle importancia al asunto y para ello se había puesto a sí mismo como ejemplo: él también, en épocas de estrés, había llegado a cometer «errores imperdonables», como rociarse laca, en vez de desodorante, en las axilas. El estrés tenía esas cosas... Pero perderse de aquella manera en Madrid había sido un despiste demasiado exagerado. Cuando meses más tarde Víctor y Luci supieron que la causa de todo aquello era el

Alzheimer, les ocurrió lo que a todos: nunca antes habían imaginado que esa enfermedad pudiera afectar a personas de la edad de José Antonio. Además, no era fácil aceptar que su amigo, un hombre al que habían llegado a valorar, a querer, a admirar por su inteligencia y su personalidad fuera de lo común, al que le habían visto responder con certeza y sobriedad a los problemas que se le habían presentado fuera a convertirse en un demente con el paso de unos cuantos meses... La demencia es la enfermedad que con más dificultad aceptamos los humanos, tan alto es el valor que le concedemos a nuestra capacidad de decidir y razonar.

Superado el golpe de la primera impresión, los primeros momentos de desconcierto, todos los amigos de José Antonio reaccionaron admirablemente y fueron para los dos, pero sobre todo para él, un apoyo fundamental, más próximo y efectivo que el que en muchos casos podía proporcionarnos nuestra propia familia. Intenté que ellos me ayudaran a construir un colchón afectivo con el que José pudiera sentirse querido y protegido. Y ¡vaya si lo conseguimos! Con ellos salíamos durante los fines de semana, nos íbamos de viaje, quedábamos a cenar. Nos ayudaron a encontrar especialistas con los que seguir ampliando las pruebas que realizábamos para conocer lo mejor posible el estado y las características de la enfermedad. Reunían cuanta información caía en sus manos sobre el Alzheimer e incluso asistían por mí a charlas en las que se explicaba cómo cuidar a estos enfermos. Además, aprovechaban sus ratos libres para sacar a José de casa, distraerle e intentar que estuviera solo el menor tiempo posible. Siempre estaré agradecida a Jesús, Federico, Chencho, Emilio y Víctor, que fueron los puntales de nuestra vida en aquellos momentos.

Víctor había conseguido meter a José el gusanillo del golf no mucho antes de que comenzara a estar enfermo. En vano lo había intentado durante mucho tiempo, porque a él siempre le había parecido un deporte aburrido y demasiado esnob para su gusto. Hasta que, quién sabe si en un momento de flaqueza o simplemente por conseguir que su amigo dejara de darle la lata con las maravillas del par bajo cero, José probó a dar los primeros golpes y se acabó aficionando. Así es que a Víctor le pareció que sería una buena terapia que continuara jugando al golf el mayor tiempo posible. Dar golpes le distraía mucho y, además, era una buena excusa para estar al aire libre unas cuantas horas y hacer ejercicio. Siempre que tenía ocasión, venía a buscarlo con su bolsa de palos. Hubo incluso una ocasión, en verano, en que nos fuimos los cuatro —Víctor, Luci, José y yo, aunque nunca en mi vida me he colocado delante de una bola— a «jugar al golf» a Santi Petri, en Cádiz. Tuve la fortuna de que lloviese a mares, así es que no nos quedó más remedio que abandonar los planes deportivos y dedicarnos a la gastronomía. En El Puerto de Santa María nos pusieron unos langostinos de antología. Fue un viaje muy agradable, y hasta divertido. Por momentos nos reíamos como locos. Mientras Víctor conducía, yo iba en el asiento de atrás con José, gastando bromas, haciendo como que le quería meter mano y no podía contenerme... En aquella época yo me transformé en una auténtica «payasa», dispuesta a hacer cualquier cosa por arrancarle una risa y por traerlo a la tierra y desenganchar su pensamiento de aquel lugar lejano donde insistía en perderse.

Víctor continuó llevándose a José a jugar al golf incluso cuando comenzó a desorientarse en la pista y había que «colocarle» para que diera el golpe en la dirección adecuada. Hasta que se hizo una tarea del todo imposible y sus continuos desaciertos le sumían en la desesperación. Entonces, venía a buscarlo para ir a pasear. Es admirable darse cuenta de cómo cuando una persona ama a su amigo y verdaderamente se interesa por él es capaz de aprender casi instintivamente y convertirse en un excelente cuidador. ¿Por qué?

Porque el ingrediente fundamental para tratar a quienes padecen de Alzheimer, además de la infinita paciencia, es el cariño. Y supongo que algo muy parecido debe de suceder con cualquier otra enfermedad.

Por entonces pasear con José Antonio tampoco requería de habilidades especiales, ni apenas entrañaba riesgos. Algunas de las manifestaciones de su enfermedad, como por ejemplo, la irritabilidad o algunos ligeros cambios en el carácter, no pasaban de ser reacciones graciosas. Como aquel día en que a Víctor se le ocurrió detenerse y hacer carantoñas a un perrito que, muy probablemente aburrido de pasarse el día solo en una propiedad en la que no faltaba el césped y las plantas pero sí sus amos, comenzó a ladrar juguetonamente a su paso. Sintiéndose relegado de las atenciones de Víctor ante aquel inesperado competidor que se empeñaba en ladrar tanto, José espetó a su amigo, mostrándole bien a las claras su enfado: «¡Que no hagas tonterías, que te voy a dar una leche!» Aquella salida de tono hasta entonces impensable en José Antonio, que en toda su vida, ni en los peores momentos, había pronunciado una palabra más alta que otra, no pudo sino desatar las carcajadas de su acompañante, que me contó lo sucedido nada más llegar a casa. Y claro, nos reímos los dos.

Pero llegó el momento en que los paseos comenzaron a complicarse y estar con José Antonio lejos de casa empezó a entrañar mayores riesgos. Sé que el bueno de Emilio Romeu pasó uno de los momentos más desagradables de su vida el día en el que, conduciendo de regreso a Madrid tras una jornada de caza, José se desorientó, sufrió un ataque de pánico y estuvo a punto de tirarse del coche en marcha.

Desde entonces, no volvió a salir a la calle solo con sus amigos y los paseos se transformaron en visitas en casa. Aunque, en la medida en que mi marido fue empeorando, esas visitas fueron haciéndose más y más y más espaciadas... ¿Desinterés?, ¿falta de tiempo? Hay quien, como Jesús, se ha atrevido a decir abiertamente qué es lo que pasa: no soporta ver a José Antonio en el estado en el que se encuentra. Otros no me han dicho ni media palabra, pero no hace falta. Yo sé que es eso mismo lo que les sucede. Además, piensan que soy yo ahora quien necesita más ayuda, y que su presencia poco o nada puede hacer por su amigo en la situación en que se encuentra. Y razón no les falta. Así es que no es extraña la tarde en que vienen tres o cuatro, a tomar café a casa y preguntarme cómo van las cosas. Se lo agradezco en el alma. Me gusta verlos, sentir su apoyo cerca y tener la oportunidad de estar en mi propio hogar, charlando con gente amiga de otras cosas distintas a esta enfermedad. Pero tampoco puedo impedir cierta desazón cuando se van sin haberse atrevido siquiera a acercarse a José Antonio, a ver con sus propios ojos cómo se encuentra. Me entristece pero lo entiendo de veras...

Además, efectivamente, ¿servirían de algo esas visitas? José puede ponerse nervioso cuando está ante gente «nueva», rostros que no son los mismos a los que ve cada día. En especial, si se trata de más de dos o tres personas. Pero también le gusta recibir el contacto y sentir el afecto de quienes tiene cerca, parece que sin importar demasiado que no los reconozca. La última vez que vino Víctor a casa y estuvo viéndole durante unos pocos minutos, José se le pegó como una lapa y no le dejaba «escapar», agarrado como lo tenía de su chaqueta de cuero claro. Sé que esos momentos son muy difíciles para alguien que como Víctor ha estado tan cerca de José Antonio, ha compartido tantas cosas con él. Me imagino el tipo de cosas que le pasarán en ese momento por la cabeza: «¿Es esta persona mi amigo? ¿Dónde está él? Tengo su cuerpo ante mis ojos pero ¿es él realmente quien está dentro?, ¿será todo un problema de comunicación con el exterior y estará enterándose de todo lo que pasa?» Las mismas preguntas que nos hacemos todos, o que nos hicimos en su día, aunque ahora hayamos desistido ya por puro aburrimiento.

Por lo demás, Víctor conoce perfectamente las dos o tres reglas básicas que hay que practicar para estar con José Antonio. Son muy sencillas: hablar con él, no importa que entienda poco o no responda, y demostrarle afecto mediante la proximidad y el contacto físico. El mejor modo: agarrarle del brazo. No tengo pruebas ni sabría dar detalles, pero algo me dice que a José esas pequeñas visitas le satisfacen. Supongo que, aunque no sepa quién es la persona que tiene delante, sentir la presencia de alguien que le muestra un afecto sincero colma sus sentidos y le llega al alma, o a algún otro lugar. Ése es el lenguaje que mejor entiende. El único cuyo significado no le resulta incomprensible o ambiguo.

Capítulo VI

Mis hijos

El bautizo de Juanito, el pequeño de nuestros dos nietos, ha sido el último gran encuentro familiar en el que José Antonio ha estado presente. Para mi marido salir de casa y encontrarse en medio de casi un centenar de personas a las que no conoce —mejor dicho, de familiares a los que no recuerda— y en un espacio tan grande y nuevo para él como la iglesia en la que se celebraba era todo un desafío. Pero pensamos que prescindir de su presencia no era una buena idea: por enfermo que esté, es el abuelo de Juan, el padre de Gonzalo, Margarita y Alfonso y mi marido, y sigue siendo un pilar en nuestra familia. Que estuviera presente en el momento en que el sacerdote mojara con agua bendita la cabeza de Juan era para nosotros un acto de reivindicación y reconocimiento a su persona.

Así es que le compré un traje nuevo elegantísimo (los que tenía se le han quedado estrechos, este hombre come muchísimo) y lo preparamos todo para que el día saliera lo mejor posible. Y salió bastante bien. Hacía tiempo que no le veíamos vestido de este modo, así es que a todos nos sorprendió comprobar el buen aspecto que todavía conserva, aunque poco a poco camine más encorvado. Ponerle la corbata me costó un poco, pero con paciencia, y un par de trucos, finalmente conseguí anudársela. Estaba extrañadísimo de que le pusiéramos aquella cosa al cuello y por más que le explicábamos que le estábamos preparando para que fuera al bautizo de su nieto, no comprendía en absoluto a qué venía aquel extraño revuelo. Por supuesto, contábamos con ello. La segunda gran prueba fue, como siempre, que entrara en el coche, porque hace ya tiempo que se ha olvidado de cómo se hace e incluso le da miedo, pero para esto ya tenemos más práctica. Desde luego, mucha más que para hacerle el nudo de la corbata.

Todo fue mejor de lo que habíamos previsto. Temía que en algún momento —durante el traslado a la iglesia o, sobre todo, mientras se celebraba el acto religioso— pudiera ponerse tan nervioso que tuviésemos que abandonar el lugar en medio de sus gritos y tras causar un gran escándalo. Pero no ocurrió nada de eso. Estaba más nervioso y alterado de lo que generalmente está en casa, pero nada que no pudiéramos controlar. Nadie se extrañó de verle allí. Todos, incluida la familia de Elena, nuestra nuera, están al tanto de cuál es la situación de mi marido y con un poco de intuición y buenas intenciones no es difícil saber cómo hay que actuar cuando él está presente. De todas formas, pensé que lo mejor era entrar lo más próximos que fuera posible al comienzo de la ceremonia, para que así no se tuviera que prolongar la espera y corriéramos menos riesgo de que se pusiera nervioso. Y también para intentar que no se agolpara la gente alrededor de él. Cuando faltaban poco más de cinco minutos para que todo empezara, entramos y nos sentamos en la segunda fila de bancos. Bergman venía con nosotros. Afortunadamente, no costó demasiado que accediera a entrar entre los asientos y ocupara su lugar, sin excitarse demasiado. En medio de tantos «desconocidos» José debía de sentir más miedo del habitual, así es que no se despegaba de nosotros, como un polluelo sigue a su madre gallina. Hubiera ido detrás nuestro donde le hubiéramos llevado. En poco más de 15 minutos, Juan Gómez Velasco, de tres semanas, estaba bautizado. No creo que José entendiera lo que estaba pasando, ni siquiera creo que entendiera que allí había un niño que era su nieto, aunque no fuera la primera vez que lo veía. Gonzalo y Elena lo habían traído a casa pocos días después que naciera y sucedió algo que llamó la atención de todos cuantos contemplábamos la escena: fue como si él sintiera que aquel pequeñín también era algo muy suyo, sangre de su sangre: extendió la palma de la mano y la acercó a su cabecita con suma delicadeza, mientras sonreía. Aquello duró unos pocos segundos tras los cuales no volvió a hacer caso alguno al niño, como si ya no estuviera en casa, o hubiera desaparecido. ¿Una ráfaga de lucidez?, ¿una voz interior que nos avisa cuando sentimos nuestros mismos genes, cuando estamos en presencia de los nuestros?

Cuando finalizó la ceremonia, no tardamos en llevarlo de vuelta a casa. Haber acudido al banquete hubiera sido demasiado. El ruido de vasos, cubiertos y gente que charla hubieran hecho estallar sus nervios. Su presencia, aunque breve, fue una alegría para todos. Hacía tiempo que la familia no estaba al completo. Nunca hemos sido demasiado amigos de ir por la vida como un clan de inseparables sino, más bien, un grupo armonioso en el que cada uno tenía su espacio y su propio ritmo y se respetaban las individualidades. Pero la enfermedad de José Antonio cayó entre nosotros como una bomba que hizo añicos definitivamente aquel equilibrio. Quizá un observador poco avisado y que se conformase con mirar la superficie de las cosas llegase a la conclusión de que ocurrió lo que, más o menos, hubiera ocurrido de todas formas aunque José Antonio no se encontrara enfermo. Al fin y al cabo cuando los hijos se van haciendo mayores y alcanzan su independencia, van necesitando cada vez menos de sus padres y las relaciones familiares se transforman. Pero se equivocaría de cabo a rabo. Es verdad que cuando el Alzheimer tomó asiento en nuestra casa mis hijos ya no eran unos pequeñines que necesitaban la referencia de su padre para seguir creciendo: Gonzalo estaba a punto de casarse, Margarita ya estaba trabajando y Alfonso, el más pequeño y el más trasto de todos —y de alguna manera también, el más necesitado de su padre— era un chaval de 21 años que ya estaba en edad de sacarse las castañas del fuego y buscar su independencia. Pero las responsabilidades familiares de un hombre a los 56 años todavía son importantes y el impacto que la enfermedad ha tenido en mis hijos ha sido muy grande. Es más, me atrevo a decir que el Alzheimer ha cambiado su vida, como ha cambiado la mía en mayor medida.

En casos en los que, como le sucedió a José Antonio, la enfermedad se presenta cuando uno es todavía joven, el golpe que reciben los hijos es brutal, aunque depende mucho de la edad que tengan. Curiosamente, los niños suelen aceptar bien el hecho de vivir con una persona que siempre repite la misma cosa, que siempre quiere algo, o con la que no se puede hablar como era costumbre. Cuando la familia vive el problema con cierta serenidad, los más pequeños no se angustian y reaccionan incluso de forma natural. Lo he podido comprobar con el mayor de mis nietos, Pablo, de tres años. Sus padres, Gonzalo y Elena, lo traen cuando vienen a casa los domingos. Es todavía demasiado pequeño para saber qué es lo que pasa por su cabecita pero me di cuenta de que miraba a su abuelo con extrañeza. Supongo que le chocaba esa imagen de un adulto que come con babero y al que le tienen que dar la comida igual que a un niño. Un adulto que, curiosamente, de forma muy distinta a como hacemos los demás, no parece demasiado interesado en comunicarse con él, ni hacerle carantoñas; es más, se diría que a veces ni repara en su presencia. Pero, a fuerza de verlo, Pablito lo ha integrado perfectamente entre sus imágenes, como un miembro más de la familia, y ha desaparecido por completo su cara de sorpresa. Las cosas no son tan sencillas cuando los hijos son adolescentes. Ellos comparten más y sufren más hondamente las contrariedades de la enfermedad y su vida se perturba. Además, pueden tener sentimientos de ira, de rebelión, de tristeza, de vergüenza, e incluso de miedo: «¿Me pondré algún día como él?», se preguntan con frecuencia. Afortunadamente nuestros hijos habían dejado atrás esta edad tan conflictiva.

Sé que cuando aún tenía conciencia de su estado, José Antonio sufrió muchísimo pensando cuál sería el futuro de todos nosotros y cómo sobreviviríamos ya no sin su ayuda, sino teniendo que cuidar de él. Ese pensamiento que le martirizó y añadió mucho más dolor a la desgracia de ser consciente de su propio declive suele estar presente en la mayoría de los enfermos y es prácticamente imposible luchar contra él. Sólo la caída en el olvido consigue arrinconarlo.

Cada familia debe encontrar su propia fórmula para organizarse mejor, para responder a la presencia de la enfermedad y hacer frente a las nuevas responsabilidades. Son muchas e importantes las preguntas a las que hay que dar respuesta. Conviene hacerlo del modo más sereno y planificado posible: ¿quién va a ser el cuidador principal?, ¿cómo van a colaborar los demás?, ¿cómo será el cambio de papeles entre los afectados?, ¿cómo se va a resolver el problema económico?, ¿qué tipo de inconvenientes se plantean respecto al patrimonio familiar (contratos, escrituras, traspaso del patrimonio...)?

Siempre me han dicho que soy una mujer enérgica, con grandes dotes para la organización y que se crece ante los grandes retos. Es cierto. Pero sin imaginarlo, ni mucho menos buscarlo, me vi de repente ante el mayor desafío que se había presentado en mi vida para demostrarlo. Una cosa tenía clara: mis hijos y yo teníamos que hacer una piña para ayudar a José Antonio lo mejor que supiéramos, o pudiéramos, todos teníamos que arrimar el hombro, trabajar y aguantar, pero yo era quien se había casado con él y quien tenía la principal responsabilidad de cuidarlo y acompañarlo hasta el final, y no iba a traicionar aquel compromiso. La responsabilidad de mis hijos debía quedar en un segundo plano y yo haría todo lo posible, además, para que todo aquello afectara a su existencia lo menos posible.

La cuestión económica, aunque importante, no era nuestro mayor problema. Nuestros ingresos habían estado hasta entonces por encima de la media y vivíamos en una posición desahogada. Ahora tendríamos que apretarnos el cinturón, porque el que había hecho hasta entonces la principal aportación económica en nuestra casa había dejado de hacerlo y el Alzheimer es una enfermedad costosísima. El seguro profesional de mi marido nos daba cierto respiro: una cantidad que podríamos reservar para poder responder en el futuro a las eventualidades y necesidades que pudieran presentarse. Los ingresos restantes eran suficientes para cubrir nuestros gastos, pagar un centro al que José pudiera acudir por las mañanas y para contratar los servicios de un cuidador que lo atendiera en casa.

Otra de las cuestiones que había que organizar eran los cambios físicos en la vivienda. Resultaba totalmente imprescindible transformar nuestro hogar en un entorno seguro para él. Lo había leído en casi todos los libros de ayuda que por aquellas fechas llegaron a mis manos y la experiencia fue confirmándomelo poco a poco. Por ejemplo, cuando José comenzó a tener problemas para conciliar el sueño y se excitaba por las noches, no tuve más remedio que aceptar que, si quería estar en condiciones para ir a trabajar al día siguiente y asumir todas mis responsabilidades, no podíamos dormir en la misma habitación. Así es que trasladé mi cama al salón. No fue por mucho tiempo. Además de la que hasta entonces había sido nuestra, en casa había tres habitaciones más, una para cada uno de mis hijos. La primera en quedar libre fue la de Gonzalo, porque se marchó para casarse, y fue la mía a partir de entonces. Luego me cambié a la de Margarita, cuando un año después se independizó y se compró su propia casa. Aquel baile de camas fue el primero de una serie de cambios que transformó la estructura de nuestro hogar casi por completo, aunque de forma paulatina. Es imposible organizar los cambios necesarios de un día para otro pero es que, además, tampoco sería bueno hacerlo si estuviera en nuestras manos. Un cambio así puede desconcertar y alterar mucho a un enfermo de Alzheimer, pues es incapaz de integrarlo, siente que el lugar donde vive se ha vuelto inseguro y hostil e incluso puede perderse en su propia casa.

Pusimos sobre la puerta de cada habitación unos carteles indicadores para que él pudiera orientarse mejor: baño, cocina, habitación... También un cerrojo además del de acceso a la calle, para que no pudiera escaparse. Esta tendencia a huir es uno de los rasgos más frecuentes de estas personas en la fase moderada y avanzada de la enfermedad y una de las cosas que más quebraderos de cabeza nos proporciona a quienes los cuidamos. Tan marcado es este rasgo que algunos expertos los han bautizado con el sobrenombre de «los fugas». ¿Qué es lo que les empuja a escapar? Aunque se encuentren en su propia casa, su desorientación es tal que pueden pensar que están en un lugar completamente desconocido y que los tienen allí encerrados contra su voluntad. Y no hay forma humana de convencerlos de lo contrario. Sólo la vigilancia constante y unas buenas medidas de seguridad pueden impedir que se marchen y, por tanto, que se pierdan, con todo el peligro que eso conlleva. Con bastante frecuencia leo en los periódicos o veo en la televisión noticias sobre personas mayores que se han perdido por este motivo y que sus familias buscan con desesperación. Y supongo que la policía recibirá a diario decenas de llamadas reclamando su ayuda para este tipo de casos. Mi marido se pasaba horas pegado a la puerta principal, intentando abrir el cerrojo con todas sus fuerzas. De nada servía que intentáramos apartarlo. Se aferraba a ella todavía más, o, se marchaba, pero volvía allí minutos después. Era como instintiva aquella fuerza que le llevaba a buscar constantemente la puerta de salida.

La angustia vuelve a apoderarse de mí y mi boca se me hace amarga cada vez que recuerdo la noche en que consiguió irse. Era la época en que pasaba las noches muy agitado, levantándose constantemente y todavía iba solo al servicio. Tan agotada estaba aquel día que me había olvidado de echar la llave. Yo dormía en el salón tan profundamente que no noté cuando José, en mitad de la noche, pasó a mi lado en dirección a la puerta de salida. Cuando me desperté a las siete de la mañana una extraña sensación se apoderó de mí. Todo estaba demasiado callado y algo me decía que tanto silencio no podía ser bueno. Sobresaltada, corrí hacia su habitación, llevándome por delante cuanto estaba a mi paso. Efectivamente, allí no estaba... Sobre la silla tampoco se encontraba su bata. «¡José, José!», grité buscándolo por toda la casa. Ni un solo ruido. Me abalancé sobre la puerta de entrada y, en medio de una agitación tremenda, comprobé mis peores presagios. Se abrió con sólo posar la mano sobre el picaporte.

Llamé inmediatamente a la Policía Municipal para comunicarles lo que había ocurrido y saber si durante la noche habían registrado alguna incidencia. La había. A eso de las dos de la mañana un coche patrulla había encontrado vagando por las calles en bata y pijama a un hombre con las facultades mentales perturbadas. Tenía bigote, era alto y moreno... respondía a la descripción que yo les daba. Era pleno invierno y la temperatura había sido muy baja aquella madrugada. Pese a ello, el hombre caminaba por las calles inhóspitas como un autómata. A la vista de su estado y puesto que no conseguía decir nada coherente, lo habían llevado al hospital más próximo, el de Puerta de Hierro.

En menos de veinte minutos ya estaba allí. Todavía no había conseguido apaciguar del todo mis nervios, pero al menos sabía que José se encontraba a salvo, que nada grave le había ocurrido. Pero lo que me esperaba me partió el alma. Le habían ingresado. Cuando conseguí que me dijeran en qué habitación estaba, le busqué agitadísima, mientras intentaba hacerme una composición mental de cómo me lo encontraría, de lo mal que lo debía de haber pasado. ¿Me reconocería al verme? Me lo encontré acurrucado en la cama, en posición fetal, como un pajarito. Lo habían sedado y le habían puesto sujeciones en los brazos, para que no pudiera marcharse. Una enfermera me preguntó con sequedad: «¿Su marido se droga?» No puedo describir la oleada de furia e indignación que sentí en ese momento. ¡Dios sabe qué fue lo que me hizo contenerme! Probablemente la piedad y el dolor de haber visto a José Antonio de aquel modo. «¿Un drogadicto? Mi marido es un enfermo de Alzheimer.» La enfermera percibió perfectamente la furia que había en mis ojos. Avergonzada, se marchó cabizbaja y sin decir una palabra.

Entonces empecé a acariciar a José, a besarle, a hablarle con voz suave al oído. Poco a poco fue volviendo en sí y al encontrarme se le dibujó una sonrisa. Aquella satisfacción sirvió para calmar la llaga que sentía por dentro. Le dimos de desayunar y, en pijama, como había llegado, nos volvimos a casa. Nunca más he cometido el error de dejar la puerta sin el cerrojo echado.

Él siguió pasando unas noches muy agitadas. En algunas ocasiones no le daba tiempo a llegar al cuarto de baño. Más adelante, quité la moqueta de su habitación y dejé en ella sólo los muebles y los objetos imprescindibles, para evitar que tropezara con ellos. Pero llegó un momento en que aquellos cambios ya no eran suficientes. Cuando sólo quedábamos Alfonso y yo en la casa, decidí adaptar totalmente su estructura —habíamos comprado dos viviendas y las habíamos unido de tal manera que nos quedó una planta en forma de L— a sus necesidades. En uno de los lados quedaron mi habitación y la de mi hijo, el salón comedor, un baño y mi despacho; el otro sería en adelante el lugar de mi marido: su habitación, una habitación para el cuidador, una sala de estar muy luminosa con vistas al jardín donde colocamos un sillón muy cómodo frente a un televisor y una mesa para comer, un cuarto de baño especialmente pensado para él, otro para el cuidador y la cocina. En esa ala cambié el suelo original por plaqueta antideslizante, mucho más fácil de limpiar, y pinté las paredes con tonos sedantes (azul violáceo en el cuarto donde duerme) y luminosos. Sabía que los colores demasiado vivos en los paramentos o demasiado brillantes en el suelo había que evitarlos.

La reforma del baño era especialmente importante pues éste y la cocina se convierten en las zonas de mayor riesgo para un enfermo de este tipo. Las casas están pensadas normalmente para personas que saben las consecuencias de sus actos y son capaces de velar por su seguridad y por la de los demás, pero ése no es el caso de los enfermos de Alzheimer: grifos que no se cierran, fuegos que no se apagan... Convertimos la bañera en una ducha casi sin rebordes, a ras de suelo, para facilitar el acceso e instalamos unas barras a las que pudiera agarrarse, las mismas que habilitamos junto al inodoro. El objetivo era facilitar el uso de los elementos sanitarios (a José le asustaba la bañera y el inodoro normales) y evitar accidentes y caídas. Los muebles con picos demasiado pronunciados o con cristales, los cables eléctricos largos, las alfombras y las sillas inseguras estaban igualmente prohibidos. En el lugar donde dormía instalamos también una luz nocturna permanente, como la de los hospitales, que le ayudara a calmar sus miedos cuando se despertara a medianoche.

Vivir en una casa en obras es siempre un pequeño desastre por más que uno intente organizarse. Pero una cosa es cambiar suelos y tirar tabiques y otra muy distinta la labor de ingeniería que hace falta para intentar que los cimientos de tu familia, los pilares sobre los que se apoya tu vida y la de tus hijos no se tambaleen. Para que tu casa no se venga abajo. Y eso no hay facultad ni escuela que lo enseñe. No sé qué hubiera sido de mí si desde el primer momento no hubiera tenido claro lo siguiente: por mucho que yo me empeñara en «salvar» a mis hijos de aquel desastre había cosas que no estaban en mi mano. Yo podía ayudarles, pero no vivir por ellos, ni ahorrarles el dolor de aquella experiencia. Cada uno tendría que hacer su propio proceso, enfrentarse con sus propias fuerzas a la enfermedad de su padre. Pretender lo contrario era absurdo e inútil: no había otra forma.

Tienen personalidades muy distintas, así es que cada uno respondió, a su manera, como pudo. Y yo entendí cómo eran mis hijos y qué necesidades tan distintas tenía cada uno de ellos mejor de lo que nunca lo había hecho.

Gonzalo, el mayor, que tiene ahora 33 años, es quizá el más hermético de los tres y el más parecido a su padre. Ha heredado su afán por el estudio, y su carácter constante, metódico y ordenado, tres cualidades de las que saca un gran partido en la compañía de inversiones en la que trabaja. Es, en nuestra casa, como una especie de viga maestra: no se le ve, pero todos sabemos que está ahí y que es imprescindible para que nuestro edificio no se venga abajo. No sé si él se da mucha cuenta de ello, pero su sentido del deber y de la responsabilidad, ahora que su padre no puede ejercer la función de cabeza de familia, le ha llevado a convertirse en algo parecido al referente masculino de la casa: se preocupa por la situación y el bienestar de sus hermanos, supervisa nuestros asuntos económicos, está muy pendiente de lo que pasa. «Bueno, por algo soy el hermano mayor, ¿no?», se justifica él.

Y sigue asumiendo esa responsabilidad aunque haya fundado ya su propia familia. Pablo, el mayor de los niños, cumplió el pasado mes de julio tres años y Juanito, el pequeño, tiene ahora once meses.

Gonzalo vivió los inicios de la enfermedad con un pie fuera de casa, cuando su relación con Elena ya estaba afianzada y estaban preparándolo todo para casarse. Aquéllos eran unos días terribles en los que mi marido y yo íbamos y veníamos de las consultas de los médicos sin tener todavía ninguna certeza de lo que estaba pasando, pero intuyendo que un vendaval se avecinaba. Gonzalo me acompañó en un par de ocasiones cuando fui a hablar con los doctores sin José Antonio. Su serenidad y su presencia me ayudaron mucho en aquellos momentos. Luego, de vuelta en casa, procurábamos no hablar demasiado de ello en presencia de los demás. Margarita y Alfonso veían que su padre no estaba bien, que algo pasaba, que parecía deprimido, pero en la medida en que ni siquiera teníamos claro qué era aquello, preferíamos no añadir más desasosiego y dejar que los hechos hablaran por sí solos. José no quería que sus hijos sufrieran, y tampoco encontraba el modo de hablar con ellos del asunto. El mayor me contó, tiempo más tarde, que había sido él quien había tendido un puente a su padre para que se sincerara, porque notaba que cargaba con un peso y una preocupación enorme que no se atrevía a compartir, pese a que necesitara hacerlo. El pobre tuvo que preparar su boda y casarse en medio de aquel desastre. Sé que José había hecho un gran esfuerzo por estar bien en tan señalado día. Lo pasó bien y parecía muy contento, pero aquella alegría era flor de un día, porque el mal de fondo permanecía. Poco tiempo después, un día en que habían ido juntos a jugar al golf, Gonzalo no dejó pasar la oportunidad y poco a poco fue llevándole al terreno de la confidencia. José debió de sentirse aliviado al ver cómo su hijo le facilitaba el terreno para hablar de aquel asunto tan delicado y cómo intentaba que la enorme preocupación que sentía por el futuro de la familia le pesara menos. «Papá no te aflijas, esto lo vamos a sacar adelante. De lo único que tienes que preocuparte es de ti mismo. A veces es normal pensar que somos imprescindibles, que los demás no van a saber organizarse si nosotros no estamos ahí y que vamos a dejar un montón de cosas abiertas. Eso mismo me pasa a mí cuando me voy de vacaciones...»

Hasta ese momento mi marido y el mayor de nuestros hijos no habían tenido una relación demasiado estrecha. Lo mismo sucedía con Margarita y con Alfonso. Los vuelos le dejaban a José muy poco tiempo para estar en casa, y cuando estaba difícilmente se le veía haciendo otra cosa que no fuera leer o estudiar en su sillón. En fin, un hombre ensimismado... Pero cuando comenzó a sentirse mal y, sobre todo, cuando supo qué enfermedad tenía, empezó a sentir la necesidad urgente de estar mucho más cerca de ellos. De cada uno de ellos. Y se le notaba.

Gonzalo guarda en un lugar muy especial de su corazón el último viaje que hizo con su padre. El último y uno de los poquísimos que hicieron juntos. Fueron a Sierra Nevada, a esquiar, por supuesto. Allí estaban también Elena, una hermana de ésta y su marido. Disfrutaron mucho y a nuestro hijo se le ensanchaba el pecho al ver cómo su padre, poco a poco, se sinceraba con él. Estoy convencida de que en aquellos momentos José también respiraba aliviado al comprobar que esa imagen de chico responsable y abnegado que tenía de Gonzalo se correspondía a la realidad y que, en el futuro, no escurriría el bulto de la responsabilidad que le confería ser el mayor de sus hermanos. Sus máximas preocupaciones se concentraron entonces en Margarita —es lo que tiene ser «la niña» de la casa— y en Alfonso. Sobre todo en Alfonso, el pequeño, el que tenía un futuro más incierto, el que quería seguir sus pasos como piloto...

Lo que voy a contar ahora podrá parecer un sinsentido, pero no lo es. Magarita estaba encantada durante la primera fase de la enfermedad de su padre. Por supuesto, no podía imaginarse la gravedad de lo que ocurría. Pensaba que, simplemente, su padre estaba deprimido y que aquello algún día, más temprano que tarde, tendría que pasar. Por el contrario, lo que sí veía con claridad era que José estaba más tiempo en casa y que hablaba con ella y se interesaba por sus asuntos como nunca antes lo había hecho. Le preguntaba por el trabajo —había empezado ya a trabajar en una oficina—, por los amigos, por sus planes para el futuro... Ella estaba encantada. Varias veces, al volver del trabajo, me los encontré sentados uno junto a otro en el salón, una imagen totalmente insólita en nuestra casa. Pero no podía alegrarme de ello... Sabía que aquello formaba parte de un intento desesperado e infructuoso de José por aferrarse a sus hijos y a la que hasta ahora había sido su vida, y entenderlo de este modo me ponía tristísima. Además, la niña de la casa, que para entonces ya había cumplido 24 años, tenía a su padre en un altar. «Yo, si pudiera, me casaba con mi padre», le había oído decir en varias ocasiones. ¿Cómo aceptaría su enfermedad? No iba a tardar en saberlo.

Cuando los síntomas fueron haciendo evidente que no había retorno posible y la incertidumbre fue sustituida con la omnipresencia de la palabra Alzheimer, Margarita empezó a sufrir terriblemente, pero en silencio. No soportaba oír decir a su padre que se estaba volviendo loco: «Tú no estás loco, no estás loco, estás enfermo pero eso no es una locura», respondía ella, desencajada. Más adelante, cuando ya no podíamos dejar a José solo en casa, la experiencia de quedarse una tarde a su cuidado le resultó tan traumática que ya no la repitió nunca más. Incluso ahora, con el tiempo que ha pasado desde entonces y la madurez y los conocimientos que muy a nuestro pesar hemos adquirido todos, no se me ocurriría decirle que se quedara a solas con su padre. Tan angustiada estaba yo misma por los hechos y tan sobrepasada por responder a los problemas que cada día se nos planteaban que no me di cuenta de lo mal que mi hija lo estaba pasando. Hasta que un día no pudo más y estalló. Y así fue exactamente, como una explosión. Abrazada a mi cuello lloró a mares, unas lágrimas amargas que yo veía venir de muy lejos, de muy adentro, un río de lágrimas imposible de contener, que no le nacía de los ojos sino de un lugar mucho más profundo y que la empapaba toda mientras no paraba de decir, una y otra vez, con voz entrecortada, casi a gritos, que no podía aguantar más, que no soportaba estar en casa ni un solo minuto, que no podía ver así a su padre. Y yo no pude hacer otra cosa que abrazarme a ella con todas mis fuerzas y llorar también.

Aquélla fue una escena dolorosa, pero necesaria. Una forma de tocar el fondo, para luego impulsarse y poder subir. Aquella tarde mi hija y yo hablamos durante horas y llegamos a una conclusión. Había llegado el momento de que se fuera de casa y viviera por su cuenta. Podía hacerlo porque tenía trabajo y, además, yo le ayudaría a encontrar un sitio cercano donde pudiera vivir y empezara a ocuparse de sus propios asuntos. Por nada del mundo quería que mi hija se sintiera condenada a permanecer a nuestro lado sólo porque era la única mujer entre nuestros tres hijos, y ya se sabe cuál es el papel que tradicionalmente nos ha asignado la sociedad a las mujeres. Desde entonces hemos estado unidas por un lazo especial de complicidad y, desde fuera de la casa, me ha podido brindar su ayuda y su apoyo mucho mejor de lo que antes había podido hacerlo. A no ser que alguna de las dos estemos de viaje, no hay fin de semana que falte en casa.

¿Y qué decir de Alfonso? Ha cumplido 27 años y sigue siendo el niño mimado. Pero el Alfonso que sigue viviendo con nosotros y que tanto me ayuda con su presencia, día a día, aunque él no lo imagine y aunque se pase mucho más tiempo fuera que dentro, poco tiene que ver con aquel trasto de muchacho que nos sacaba de quicio a su padre y a mí hace algunos años. «¿Que me quede con Alfonso?, ¿pero es que queréis acabar conmigo?», bromeaba José cada vez que los demás nos teníamos que marchar y dejábamos al pequeño de la casa a su cargo. Como era el que disponía de más ratos libres, fue el que más tiempo pasó con su padre en aquellos momentos: lo acompañaba a veces cuando tenía que desplazarse o salía de casa, buscaba sus cosas cuando se le perdían, estaba pendiente de cómo hacían su trabajo los cuidadores que yo contrataba... Pero cuando los síntomas del Alzheimer fueron haciéndose más graves y empezaron las dificultades con las funciones vitales básicas (comer, ir al servicio, etcétera), mi marido nunca más dejó que su hijo se ocupara de él. Y esto era algo que Alfonso, al principio, no pudo entender y que se lo hizo pasar mal durante bastante tiempo. Todavía recuerdo cómo se enfadaba y, tras dar un tremendo portazo, se quedaba durante horas encerrado en su habitación.

La relación de José Antonio y Alfonso ha sido muy especial porque aunque mi marido siempre dijera que no quería que su hijo fuese piloto y que no creía que un chico tan inquieto y tan mal estudiante pudiera llegar a serlo, secretamente, en su fuero interno, estaba feliz de que el pequeño quisiera seguir sus pasos y de que alguien más en la familia pudiera entender y compartir su amor por los aviones. Para el chico ha sido durísimo ver cómo su modelo y referente en la vida, aquel hombre que tanto admiraba y del que se enorgullecía tanto iba destruyéndose poco a poco. Fue precisamente en la escuela donde estaba preparándose para sacarse las licencias de vuelo donde oyó por vez primera la palabra Alzheimer relacionada con su padre. No sabía muy bien qué significaba, pero la negó en rotundo. Eran unos compañeros de José Antonio que daban clases en la escuela quienes mencionaron aquello. Todavía no teníamos un diagnóstico certero, así es que habíamos preferido no hablarles abiertamente a nuestros hijos. Siento mucho que la primera noticia que tuviese Alfonso no saliera de nuestra boca, pero, pocos días después, yo misma le confirmé aquellas sospechas. En cualquier caso, el choque que recibió y el impacto terrible de la enfermedad iba a ser el mismo, fuera cual fuese el modo en que recibiera la noticia. Le costó mucho asumirla. Estaba nerviosísimo, alterado, huía de casa o, cuando estaba, se encerraba en su habitación para no ver a nadie. Pero eso fue sólo al principio. Con el tiempo el Alzheimer le hizo madurar. Lo vi con claridad cuando acabó el servicio militar. Al licenciarse, prefirió no volver a casa y se quedó en Sabadell medio año, preparando algunos de los exámenes para obtener las licencias de vuelo que antes no había conseguido sacar. Ya no era aquel viva la virgen que se pasaba el día como unas castañuelas. Se había convertido en un chico mucho más serio y centrado. En seis meses consiguió lo que en dos años no había logrado: se presentó por libre a los exámenes, más difícil todavía, los aprobó y por fin obtuvo las licencias.

Hoy, a Alfonso le duele en el alma que su padre no pueda ver en lo que se ha convertido. Como le duele también no haber escuchado nunca de labios de su padre, sino de otros pilotos compañeros suyos, lo orgulloso que estaba de él, la tremenda ilusión que le hacía que su hijo pequeño vibrara volando como él y que tenía la certeza de que con el tiempo acabaría siendo un magnífico piloto. ¡El severo y admirado comandante Bárcena había dicho eso de su hijo a otros compañeros! José Antonio perdió cualquier oportunidad de transmitirnos lo que no dijo en su momento. Y nosotros hemos perdido también toda oportunidad de comunicarnos con él. Aunque algunos gestos valgan tanto o más que las palabras. Como aquella vez, hace unos tres años, en la que a José se le resbalaron las lágrimas cuando vio a Alfonso vestido con la misma zamarra de aviador con la que él había volado.

Que no cunda la tristeza. Aunque nos falten parte de nuestros cimientos, los Gómez-Bárcena Retuerto formamos una piña como nunca antes lo habíamos hecho. El Alzheimer nos ha dado una fuerza y una unión de la que antes carecíamos, aunque eso no signifique que yo me haya transformado en una madre-gallina que camina de aquí para allá rodeada de sus polluelos. Y seguimos cumpliendo con los rituales de la unión familiar. A mí que no me quiten la cena de Nochebuena en casa, y yo cocinando. Ni las comidas de los fines de semana. Viene Gonzalo con Elena y los niños. Viene Margarita. Y, si es que no está fuera, tampoco falta Alfonso. Tomamos el aperitivo con José, le acompañamos mientras come y luego comemos nosotros. Después, a veces, intentamos dar una cabezadita en los sofás, si es que él nos deja y no se empeña en quitarnos los cojines. Estas visitas de poco le sirven a él, lo sé, y creo que a mis hijos tampoco, pero a mí me sirven de mucho. Necesito el apoyo y el calor de mis hijos, de mis amigos, de quienes me rodean. Si hay algo de lo que estoy harta, de lo que a veces pienso que ya no puedo más, es de ser la mujer fuerte. Todos dicen: «Margarita es muy fuerte.» «Margarita es como una roca.» Pero Margarita está cansada de ser así. No me gusta ser la mujer fuerte. Necesito que de vez en cuando alguien pase su brazo sobre mi espalda, necesito un hombro sobre el que llorar.

Puede que en todos estos años mi imagen de roca firme se haya fortalecido, pero, por dentro, la Margarita de hoy es una persona distinta, más necesitada de los demás, con muchas más dudas e inseguridades. Unas las tendré que resolver sola; para otras necesito, como todos los familiares del Alzheimer, la ayuda de la ciencia, de los cuidadores, de nuevas respuestas del derecho y del conjunto de la sociedad.

Capítulo VII

La ciencia

«¿Margarita, ya te has enterado, no?» La llamada era de Víctor Navajo. Por las horas, media mañana, deduje que aquel día Víctor libraba, se había quedado en casa sin volar. Yo, como era habitual, estaba en mi despacho del Consejo General del Poder Judicial, acabando la lectura de unos documentos urgentes que no me habían dejado apenas tiempo para echar un vistazo sosegado a la prensa, mi primera actividad cada mañana. ¿De qué me tenía que enterar?, ¿qué era aquello de lo que no tenía conciencia de no haberme enterado «todavía»? La voz de mi amigo no ocultaba cierta excitación. Pero aquélla no debía de ser una mala noticia, algo por lo que debiera alarmarme. Uno no emplea ese tono de voz cuando se refiere a asuntos desgraciados. Todas aquellas ideas me cruzaron por la cabeza como un rayo antes de que, en un par segundos, le contestara: «¿A qué te refieres, Víctor?» Se refería a un señor llamado Stanley B. Prusiner, a quien el Instituto Karolinska de Estocolmo acababa de otorgar el premio Nobel de Medicina por sus investigaciones sobre el cerebro.

Era finales de 1997 y José Antonio llevaba unos cuantos meses diagnosticado como «probable» enfermo de Alzheimer, así es que bastaba la mención de aquellas dos palabras juntas, investigaciones y cerebro, para que los tambores de la esperanza retumbaran con fuerza dentro de mí. Volví a toda prisa sobre las páginas de sociedad del primer periódico que alcancé sobre mi mesa y allí, efectivamente, encontré la noticia. Prusiner era un biólogo que había descubierto una nueva clase de germen que al parecer era el responsable del desgaste cerebral. Aquello se llamaba «prión» y estaba directamente relacionado con una enfermedad de la que entonces comenzaba a hablarse, y mucho: el mal de las vacas locas. Pero no sólo eso: quizá pudiera arrojar nueva luz sobre el Alzheimer y otras enfermedades cerebrales que se manifestaban como una demencia. «¡Quién sabe!», pensé, «a lo mejor en unos meses más de investigaciones los científicos encuentren una respuesta. Quizá estemos cerca y a tiempo todavía de salvar a José Antonio». No es difícil imaginar barcas hinchables cuando uno está con el agua al cuello.

Tres años después, el 9 de octubre de 2000, tres científicos —Arvid Carlsson, Paul Greengard y Eric Kandel— también recibieron conjuntamente el Nobel por unas investigaciones que abrían nuevas esperanzas para encontrar tratamientos más eficaces contra el Parkinson o el Alzheimer. Pero a esas alturas yo ya había comprendido que, aunque la ciencia avanza muy deprisa, y eso es cierto, no lo hace tanto como deseamos quienes esperamos sus resultados con desesperación. De todas formas, me alegró mucho la noticia aunque para entonces sabía perfectamente que para el cerebro de José Antonio ya no había marcha atrás. No había, ni hay, ninguna esperanza. En esos años sólo una cosa no cambió en mi percepción sobre la enfermedad: estar bien informada me seguía pareciendo igual de importante. Realmente fundamental. Y me lo sigue pareciendo todavía. La mejor manera de enfrentarse a la enfermedad es conocerla en profundidad, entenderla. Lo supe desde un principio: si comprendía lo que le sucedía a José Antonio podría ayudarle mejor y yo misma me desesperaría menos ante algunas situaciones aparentemente incomprensibles y sofocantes.

Por ejemplo, uno de los tópicos más extendidos es que esta patología vuelve agresivos a quienes la padecen. En parte, eso es cierto, pero si uno entiende por qué sucede así es posible que esa agresividad disminuya o incluso ni siquiera llegue a manifestarse. Porque no es que el enfermo se convierta de repente en un ser agresivo de por sí, sino que ésa es la única manera en la que a veces puede expresar su disgusto ante algo que le incomoda, le hace daño o atenta contra su dignidad. José Antonio luchaba desaforadamente y agarraba con todas sus fuerzas sus pantalones cuando uno de sus hijos intentaba bajárselos para cambiarle de ropa. Era una pelea imposible. Cuanta más fuerza aplicábamos nosotros para despojarle de los pantalones, con más fuerza se defendía él para impedirlo. Tanta, que parecía que le fuera la vida en ello. Poco importaba que estuviese mojado hasta las rodillas y que él mismo hubiese dado muestras de que le teníamos que cambiar. Y así fue hasta que comprendimos que el suyo no era un capricho irracional fruto de la enfermedad, sino que nuestro empeño ofendía su dignidad y era un atentado contra su persona. Le avergonzaba que uno de sus hijos tuviera que hacer aquello por él y no estaba dispuesto a admitirlo. Hoy, incluso, cuando Bergman le cambia en el servicio la puerta tiene que estar cerrada para evitar que cualquier «intruso» pueda verlo desnudo o con los pantalones caídos alrededor de los tobillos. Él mismo es quien se encarga de cerrar la puerta si ésta se ha quedado abierta por un descuido.

A muchos enfermos de Alzheimer les pasa algo parecido. Buena parte de las agresiones que sufren los cuidadores en los centros de día suceden precisamente mientras los asean, sobre todo si ambos son de diferente sexo. ¿Por qué? Porque el Alzheimer acaba con la posibilidad de expresarse verbalmente y desempeñar muchas funciones, pero puede dejar intactos el orgullo, el pudor, la vergüenza y otros muchos sentimientos. ¿Qué haría usted si alguien del sexo contrario intentara quitarle la ropa y tocarle la zona genital contra su voluntad y sin que tuviera posibilidad de mostrar su enfado o su rechazo con palabras?, ¿no es hasta cierto punto lógico que intente deshacerse de él propinándole un sopapo? Pues éste es tan sólo un ejemplo de situaciones perfectamente evitables si uno conoce bien aquello que tiene enfrente y está al tanto de los nuevos avances que se producen tanto en la comprensión de la enfermedad como en su tratamiento. Y hay que empezar por lo básico. ¿Y qué es lo básico? Saber, y no olvidarlo en ningún momento, que el Alzheimer es una patología cerebral. Una obviedad que a veces pasamos por alto quienes estamos más cerca de los enfermos.

El Alzheimer arrasa nuestra cabeza, nuestro cerebro. Su acción devastadora se concentra aquí: todas y cada una de las señales y de los síntomas, desde las primeras dificultades con la memoria hasta las últimas fases de la enfermedad que preceden a la muerte, son resultado del daño que sufren las células cerebrales. No hay que ir a buscar a ningún otro sitio. Por esa razón, entender básicamente cómo funciona esa maravillosa masa gris que nos gobierna es tan importante para las personas que vivimos con un enfermo de este tipo. Eso nos puede ayudar a veces a no caer en la tentación de pensar que si él o ella insiste en deambular sin freno por toda la casa, no sabe quiénes somos o se empeña en huir, no es porque no nos quiera o tenga el propósito de fastidiarnos. Es porque una parte, o muchas, de las células que ordenan todo lo que hacemos y hacen que seamos como somos han dejado de funcionar, o funcionan mal.

Esas células, las neuronas, que son ligeramente grises, son las que proporcionan su característico color a esa masa tan compleja y delicada que todos identificamos como el cerebro, cuya parte exterior arrugada, el córtex (del latín, corteza), contiene millones de ellas. Y es el córtex lo que nos convierte en seres humanos: ahí se localiza nuestra capacidad de planear, de calcular, de imaginar y de crear. Y no sólo eso, también las emociones, las experiencias y las aspiraciones que definen nuestro carácter y nuestra personalidad. Pues bien, esa fina corteza que no tiene más que 1,25 centímetros de espesor y que está constituida por activísimas células grises es la más afectada por el Alzheimer. ¿Cómo iba a salir indemne nuestra entidad como personas de semejante desastre?

Hasta aquí llega lo muy básico. Pero no hace falta ser neurólogo ni haber estudiado medicina o biología para entender un poco más. Durante todos estos años, y a fuerza de leer decenas de libros y revistas, asistir a charlas y conferencias he acabado por conocer cómo funciona ese órgano y cómo se produce la enfermedad. Y es sencillo. El córtex está dividido en cuatro áreas fundamentales, los lóbulos, cada una de las cuales es responsable de una función. La mayor de todas ellas es la que está situada justo encima de la cara, que es la que se encarga de la comprensión, la planificación y la organización, a la vez que determina la personalidad y la iniciativa. Se llama lóbulo frontal. En cada una de las sienes se localiza un lóbulo temporal. Se trata de unas partes cruciales en relación con el Alzheimer, porque es en ellos donde reside la memoria. También ahí se procesan y se interpretan los sonidos y se forma y se comprende el habla. Existen también dos lóbulos parietales, o sea laterales, que se extienden en la coronilla de la cabeza, en su parte superior y trasera: constituyen el área de entrada de los sentidos de la visión, el tacto y el oído, y son los responsables del reconocimiento y el empleo de los números. Es al lóbulo occipital, que está en la parte posterior del cráneo, sobre el cuello, al que le corresponde procesar la visión. En el centro de todo ello, justo encima de donde comienza la médula espinal, se encuentra el cerebro medio, un conjunto de neuronas que son las responsables de las funciones más básicas y regulan cosas como el hambre y la sed, la temperatura corporal o el apetito sexual. Y, por último, sujeto a la parte posterior del cerebro medio está el cerebelo, el órgano responsable de que nos movamos, una zona que sólo en la fase final de la enfermedad se ve afectada.

Cada una de estas áreas especializadas está conectada a las demás, a todas y cada una de ellas, a través de unos canales que se llaman vías de asociación y que son los encargados de transmitir rápidamente la información que llega de un área y de otra, para integrar así los datos que proceden, a la vez, de las distintas zonas cerebrales. Además de estas vías de asociación, existen en nuestro cerebro unas áreas específicas que tienen como misión sintetizar y coordinar toda esa información. Se llaman áreas de asociación. Todo esto sucede sin que nosotros seamos conscientes cada segundo de nuestra existencia, pero el Alzheimer, además de cebarse en los lóbulos (en unos mucho más que en otros), también daña gravemente esas vías y áreas de asociación de tal forma que diversas zonas del cerebro quedan aisladas, empiezan a trabajar desconectadas del resto y no es posible que el conjunto funcione correctamente. Así, por ejemplo, no tardé en darme cuenta de que ya desde las primeras fases, y a medida que la enfermedad avanzaba, José dedicaba cada vez menos tiempo a la que siempre había sido una de sus mayores aficiones, la lectura, hasta que llegó a ponerle nervioso y dejó los libros por imposibles: era capaz de leer las palabras de una frase, pero no de relacionarlas entre sí para formar una idea. No podía entender lo que estaba leyendo.

¿Y por qué se echan a perder los lóbulos, las vías y las áreas de asociación del cerebro? Porque el tejido que los forma, es decir, las células que lo componen, mueren o enferman. ¿Y qué células son ésas? Son dos. O mejor dicho, de dos tipos: las archifamosas neuronas (¿a quién no le patinan alguna vez?) y otras mucho menos conocidas y con menos prensa llamadas neuroglias o glías. Para diferenciarlas diríamos que mientras las neuronas son las células «pensantes», las responsables de todos los procesos mentales que ocurren en el cerebro, las glías (que en griego significa ligazón) son las que forman el tejido de sustento para las primeras, las que les proporcionan los nutrientes que necesitan para vivir y las que les ayudan a transmitir los impulsos y a reparar el daño que puedan sufrir. Pues bien, el Alzheimer es el causante de que muchas neuronas mueran y de que las glías se inflamen y tampoco puedan funcionar como es debido. ¿Y a qué nos referimos con eso de que las neuronas mueren o enferman? Tan sencillo como esto. Cada una de esas maravillosas células pensantes está formada, como las demás, por un núcleo y centenares o miles (hasta más de 200.000) de unas proyecciones diminutas en forma de dedo que parten de ese núcleo y reciben el nombre de dendritas (del griego, árbol). Son indispensables para el buen funcionamiento de las neuronas y cada una de ellas está conectada con las dendritas de sus vecinas. Quienes han tenido oportunidad de verlo en un microscopio describen este paisaje como un bosque de árboles totalmente repleto de ramas que salen en todas direcciones y están entrelazadas. Y esas ramas entrelazadas, o dicho con otras palabras, la conexión de unas neuronas con otras, es lo que permite la coordinación de la función cerebral. La información pasa de unas células a otras en forma de impulsos eléctricos y químicos. Pero las dendritas, que son las que «traen» la información a la neurona, no son los únicos canales que posibilitan esta labor. Cada neurona tiene otra especie de filamento llamado axón —sí, curiosamente sólo uno, mientras que las dendritas se cuentan por miles— que es el que «envía» la información. Al final de cada axón, en su extremo, se extiende a su vez un grupo de finísimos cilindros huecos que son los que entran en contacto con otras células. Pues bien, a este nivel también se dan los problemas porque la enfermedad «mancha» todo el cerebro con unas marañas formadas a partir de una sustancia (los expertos las han bautizado ovillos neurofibrilares) que se «enreda» en los axones y los retuerce dificultando enormemente, cuando no impidiendo, su trabajo.

No acaban aquí los problemas. Las neuronas no están literalmente en contacto unas con otras. Están separadas entre sí por un estrechísimo espacio, la sinapsis, lleno de unas ricas y complejísimas sustancias químicas llamadas neurotransmisores que son los que cubren esa separación existente entre cada axón y las dendritas. En concreto, el mecanismo se produce así: esas sustancias químicas «informativas» son liberadas por el axón y capturadas por las dendritas, con lo que el «mensaje» pasa de una neurona a otra. Pero ocurre que el Alzheimer ataca los neurotransmisores de tal manera que éstos, especialmente uno conocido como acetilcolina, quedan diezmados. Resultado: la información no puede atravesar el espacio existente entre las neuronas, o, si lo hace, es de forma lenta e incompleta.

En fin: zonas concretas de los lóbulos, vías y áreas de conexión y sinapsis quedan dañadas, como si el cerebro estuviera «apolillado». Y, como en efecto ocurre con la polilla, lo que comienza siendo un pequeño espacio de tejidos cerebrales afectados continúa extendiéndose más y más. Y así es como va decayendo progresivamente la capacidad mental del enfermo. Un día escuché una magnífica descripción a uno de los expertos mundiales en esta enfermedad. Comparaba su efecto devastador con las señales de tráfico en una ciudad. Y decía algo así. Las células nerviosas son como estas señales,y controlan la comunicación en el cerebro. Si un semáforo se apaga en una gran ciudad no hay grandes consecuencias, pero si un 20 o un 30 por 100 de ellos dejara de funcionar, habría un caos total. Y eso es lo que ocurre con este mal. Una ciudad no puede estar sin tráfico regulado y nosotros no podemos estar sin neuronas. O con muchas neuronas enfermas.

Nadie está a salvo de sufrir esos «apagones». El cerebro de todos nosotros, aunque no esté enfermo, se desgasta. Incluso a partir de los 20 años, que es cuando más o menos ha alcanzado su desarrollo máximo, empieza a encoger. Y todo porque las neuronas son muy sensibles al paso de los años, mucho más que cualquier otra célula de nuestro cuerpo. A partir de los 50, perdemos cada día un 5 por 100 de ellas y van apareciendo alteraciones parecidas a las que suceden con el Alzheimer. Por eso también a medida que nos vamos haciendo mayores nuestra memoria se debilita. Sin embargo, un descubrimiento revolucionó recientemente todo el panorama de la investigación y abrió una nueva puerta a la esperanza. A diferencia de lo que hasta entonces se pensaba, no venimos al mundo con un número de neuronas determinado genéticamente desde el momento en que somos concebidos: la producción de neuronas no se detiene nunca, sólo que, a partir de cierta edad, son más las que se destruyen que las que se generan.

Hay, sin embargo, diferencias muy claras entre los cerebros que han envejecido normalmente y los que sufren esta enfermedad. Cuando se miran al microscopio estos últimos, se ven en las áreas de la memoria y la cognición dos cosas que no se aprecian en los normales. Una son esas marañas u ovillos de fibras nerviosas entrelazadas que ya he mencionado (los ovillos neurofibrilares) y la otra, unas esferas relativamente grandes (llamadas placas seniles) que se localizan entre las neuronas y en las paredes de los vasos sanguíneos. El principal componente de los ovillos es una proteína llamada tau. Las esferas, en cambio, están formadas por una sustancia compacta llamada beta amiloide, compuesta por unos 40 o 43 aminoácidos.

No se está seguro de si la aparición de tau y beta amiloide es una causa o una consecuencia de la enfermedad, pero los científicos tienen la certeza de que trabajar sobre ellas, impedir o regular su aparición, puede ser un buen camino para luchar contra el mal. Y en ello están.

Hay muchas más cosas que todavía se desconocen, pero creo que no es eso lo que más nos asusta a todos del Alzheimer. Existen otras muchas enfermedades potencialmente mortales y terribles que ya no provocan en nosotros tanto pavor: sida, cáncer... Es verdad que en los últimos años la medicina ha avanzado mucho en la lucha contra ellas, mientras que frente al Alzheimer sigue sin haber solución. Sin embargo, creo que no es sólo por esa razón que el Alzheimer nos asusta más: con las otras, tu cuerpo está muriendo, pero la mente permanece intacta. Por el contrario, el Alzheimer deja todo intacto menos tu cerebro. Te roba a ti mismo, tu personalidad, y así puedes vivir durante muchos años, quizá hasta 12 o 15, hasta que un día, por ejemplo, mueres asfixiado porque te olvidas de tragar.

En la actualidad, hay distintas líneas de estudio que indican que la enfermedad puede comenzar incluso cuarenta años antes de que se manifiesten sus primeros síntomas, como ya quedó dicho. Por eso uno de los objetivos de los investigadores es poder encontrar indicios, marcadores biológicos y tecnologías capaces de detectarla antes de que haya comenzado a dar la cara. Esto serviría no sólo para intentar detener su desarrollo sino también para conocer mejor cómo evoluciona. Pero hay importantes consideraciones éticas que entrarían en juego en este tipo de investigaciones, que supondrían realizar un seguimiento de personas que, aunque no tienen síntomas, se considera que podrían tener riesgo de padecerlo: los ancianos, los familiares en primer grado de un enfermo de Alzheimer, las personas con determinadas formaciones genéticas y los gemelos idénticos de personas afectadas.

Pero todavía no hemos hablado nada de lo fundamental: ¿y cuál es el desencadenante de todo? Se desconoce. Unos piensan que puede deberse a la acumulación de las sustancias tau y beta amiloide, que, como hemos visto, alteran el funcionamiento de las células, o a que éstas se procesan mal, o a que su metabolismo no es el correcto. Hay quien piensa también en la posible incidencia de la exposición a toxinas e incluso a reacciones inflamatorias causadas por alguna enfermedad. No puedo quitarme de la cabeza que aquel desgraciado accidente aéreo de 1983, que subió a límites nunca vistos antes por los especialistas que le atendieron el colesterol de José, haya tenido que ver en todo esto.

Hasta el momento, los estudios epidemiológicos han descubierto tres factores de riesgo principales: el más importante es el envejecimiento, pero también la predisposición genética y los traumatismos craneales. Algunos otros también han sido descritos como factores de riesgo, pero su incidencia es algo menor: antecedentes de problemas de salud, dietas alimenticias que excluyen o son pobres en algún tipo de alimentos, la realización de trabajos específicos, bajos niveles de formación y exposición a toxinas. Pero todavía falta muchísimo por aclarar.

Ahora se sabe también que aunque las manifestaciones de la enfermedad son básicamente las mismas en todos los que la padecen, existen algunas diferencias importantes que podrían llevar a hablar de distintos tipos de Alzheimer. Esas diferencias estriban, por ejemplo, en la edad a la que se inicia —senil o presenil, es decir, antes de los 60 o 65 años, como en el caso de José Antonio—, en ser o no de herencia genética, en la respuesta al tratamiento, en la localización de las lesiones cerebrales... Existe, además, otra curiosa diferencia: aunque la incidencia de la patología entre hombres y mujeres es similar, ellos tienden a morirse antes. ¿Por qué? Tampoco se sabe a ciencia cierta, pero parece que la explicación podría encontrarse en uno de los genes relacionados con la enfermedad. Algunos especialistas creen que este gen podría ser el responsable de acortar la vida de los hombres y tener el efecto contrario en las mujeres que lo portan. Pero hay muchas más cosas que se desconocen: si la edad se trata de un riesgo que aumenta linealmente a lo largo de la vida o si se estabiliza al llegar a determinadas edades. O si hay algunos factores de protección que expliquen que algunas personas teóricamente predispuestas enfermen mientras que otras no.

Durante los últimos años han llegado hasta mis ojos o hasta mis oídos decenas de noticias en las que se hablaba de nuevos hallazgos y sustancias que podrían reducir los riesgos de sufrir la enfermedad o de padecer sus peores efectos. Cuando uno está alerta y especialmente sensibilizado y afectado por un tema es como si se desplegase un imán invisible e involuntario que acercara hacia él todo tipo de noticias, casos y hechos relacionados con la cuestión. ¿Quién me iba a decir a mí que un día nombres de otro modo imposibles como el del gen Apo E4 y las sustancias tau y beta amiloide iban a formar parte de mi vocabulario, y que me resultarían tan familiares como las instancias ante las que cabe recurrir una sentencia o los ingredientes de una buena paella? Como diría un crío a punto de examinarse. «Me lo sé todo.» Bueno, quiero decir casi todo, y al nivel que una persona que no tiene formación científica puede saber.

Desde 1999 los hallazgos han sido especialmente numerosos. Por ejemplo, especialistas holandeses realizaron un estudio que sugiere que el consumo regular de un tipo de antiinflamatorios llamados «no esteroideos» —la aspirina, sin ir más lejos, es uno de ellos— puede reducir de manera espectacular el riesgo de padecer este mal. Este efecto sólo se produce antes de que la enfermedad haya empezado a manifestar sus primeros síntomas, así es que no sería una buena idea atiborrar a alguien que ya esté enfermo con aspirinas. Otro remedio, mucho más natural, es el que podría proporcionar el Ginkgo Biloba, el árbol más antiguo del mundo, y al que muchos se refieren como un árbol fósil, ya que se cree que existe desde hace unos 200 millones de años. Conocido por la medicina oriental desde hace 5.000 años e introducido en Europa en el siglo XVII, es la especie más estudiada actualmente en farmacología, y a finales de los años noventa Alemania aprobó su utilización para el tratamiento de las demencias. Al principio sólo era conocido por sus efectos antimicrobianos, pero las últimas investigaciones han desvelado que es muy activo en la función y en la circulación cerebral: 120 miligramos al día de extracto de Ginkgo Biloba ofrecen resultados muy alentadores.

También se ha sabido que una dieta con exceso de grasas multiplica por cinco o por seis el peligro de sufrir Alzheimer en aquellas personas que son portadoras de uno de los genes defectuosos que la provoca, el Apo E4. El motivo de esta relación podría ser, al parecer, el papel que desempeñan las grasas en la producción de los radicales libres, unas moléculas inestables que dañan las células. Así, del mismo modo que los radicales libres están asociados a otros problemas del envejecimiento, como el deterioro de la piel o la pérdida de agudeza visual, podrían tener un efecto parecido sobre el tejido cerebral.

Sin embargo, la investigación que ha conseguido captar más poderosamente mi atención y creo que una de las más llamativas de cuantas se han realizado no se produjo entre las paredes asépticas y sobre las mesas impolutas de un laboratorio, sino entre los espesos muros de un convento de religiosas en Mankato, en la ribera del río Minesota, en Estados Unidos, y recibió el sorprendente nombre de «Experimento Monja». Hasta allí se fue el doctor David Snowdon, profesor de Epidemiología en el departamento de Gerontología en la Universidad de Kentucky, que halló en aquella comunidad perteneciente a la congregación de las Hermanas de Nuestra Señora un campo especialmente abonado para el estudio de esta enfermedad. Durante la mayor parte de su vida, las moradoras del convento habían llevado costumbres idénticas: maitines, rezos, horas de almuerzo y cena, régimen de alimentación e incluso profesión, pues la mayoría de ellas se había dedicado a la enseñanza. Además, ninguna había sufrido el estrés de la maternidad y todas habían reducido los riesgos de sufrir enfermedades ya que ni fuman, ni beben. El convento era también un tubo de ensayo inusual para la gerontología: el porcentaje de muertes a partir de los 65 años era un 25 por 100 inferior al del resto de la población. Durante algunos períodos del estudio, en Mankato llegaron a convivir siete hermanas centenarias que eran conocidas por sus compañeras como «las siete magníficas». Toda una bendición para los científicos. Pese a lo descabellado que inicialmente hubiera podido parecer el proyecto, recibió un apoyo próximo a los seis millones de euros.

El único requisito que hacía falta tener para colaborar en aquel estudio era haber nacido antes de 1917. Durante 24 meses, las monjas con edades entre los 75 y los 102 años fueron sometidas a exámenes físicos e intelectuales. Además, las religiosas permitieron que el investigador hurgara en un tesoro que se escondía en los sótanos del convento: los diarios que habían escrito al abandonar la vida «civil» para hacerse novicias. La mayoría de estas pequeñas autobiografías habían sido escritas entre 1931 y 1939, cuando las monjas tenían unos 22 años y llevaban cuatro viviendo como novicias, y contar con ellas fue una auténtica «bendición» para el estudio. La última donación de aquellas animosas monjas antes de subir al cielo fueron sus cerebros, que Snowdon diseccionó y comparó para su experimento.

La investigación utilizó una medida llamada «densidad

de pensamientos», es decir, el número de palabras por idea que habían utilizado aquellas novicias para la elaboración de sus diarios. El científico fue constatando cómo las religiosas que lograban expresar más pensamientos con menos palabras y empleaban un vocabulario más rico tenían menos propensión a desarrollar demencia degenerativa sobrepasados los 85 años, una edad en la que el riesgo de padecer Alzheimer es prácticamente del 50 por 100 en la población en general. Por el contrario, hermanas como sor María Úrsula, cuyos viejos cuadernos ocultaban emociones y detalles, languidecían en sillas de ruedas incapaces de recordar en qué día de la semana vivían. Asimismo, las monjas que mantuvieron una vida intelectual más activa habían «preparado» su cerebro contra el Alzheimer y habían logrado vivir diez años más que la media. Sin embargo, choques emocionales, pequeños infartos y anginas de pecho se mostraron como factores de riesgo, mientras que la felicidad y la convivencia familiar parecerían tener efectos positivos frente a este mal.

Otro de los principales descubrimientos del estudio es que los síntomas no se corresponden totalmente con la patología. Hermanas cuyos cerebros presentaban grandes daños (los famosos ovillos neurofibrilares y placas seniles) habían mostrado un buen estado de salud mental en las pruebas clínicas. En cambio, el doctor se encontró con tejidos intactos de religiosas con claros síntomas de demencia en los últimos años de su vida. Y no quedaba ahí la cosa: otro hallazgo relevante es que los cerebros más sanos correspondían a religiosas que habían superado los cien años, lo que podría interpretarse como que el declive mental no es inevitable aunque nos hagamos extremadamente ancianos. Quien quiera saber más sobre este fascinante estudio puede leer el apasionante libro que el doctor Snowdon escribió tras su paso por aquel convento. Se llama *678 monjas y un científico.*

Aunque las conclusiones del «Experimento Monja» indiquen que el mantenimiento de una actitud positiva puede ser esencial para el desarrollo de una vida larga y sana, no hay mayor poder «preventivo» que el de las vacunas, y en ello andan empeñados numerosos científicos desde hace varios años. ¿Se imaginan la maravilla de que bastase inocular una pequeña dosis de antígeno para alejarnos por completo del riesgo de sufrir Alzheimer? Pues quizá no se trate de un futuro tan lejano. La idea de inmunizar a las personas contra este trastorno recibió un gran impulso por primera vez en 1999, cuando un grupo de científicos capitaneados por el norteamericano Dave Schenk, de la farmacéutica Elan, de San Francisco, consiguió que el sistema inmunológico de unos ratones transgénicos reaccionara contra las placas destructivas de proteína beta amiloide que se suelen acumular en el cerebro. La vacuna estaba compuesta de pequeñas cantidades de beta amiloide que, al inyectarse en el organismo de los roedores, generaba anticuerpos contra esta proteína. Los resultados de aquel primer trabajo abrieron una puerta a la esperanza, pero no se pudo demostrar si el efecto conseguido de la erradicación de las placas podría frenar la pérdida de la memoria y el deterioro de las facultades cognitivas. Pero ya sabemos todos lo exitosa que puede ser la ciencia cuando se empeña, así es que a finales del año 2000 llegaron nuevos y todavía más alentadores resultados en la misma línea gracias a dos estudios que fueron publicados en la prestigiosa revista *Nature*.

El primero fue dirigido por el doctor Morgan en la Universidad del Sur de Florida, en EE UU, que «engendró» en su laboratorio otros ratones transgénicos con una mutación que provocaba el crecimiento de placas beta amiloide en el cerebro. Cuando cumplieron siete meses y medio, algunos de estos animales empezaron a recibir inyecciones mensuales de la vacuna experimental, mientras que otros no recibieron ningún tratamiento. Así, en los roedores vacunados, el sistema inmune empezó a generar anticuerpos contra las placas. Más adelante, cuando ya tenían quince meses y medio, la memoria y las capacidades de aprendizaje de todos ellos se evaluaron por medio de un laberinto acuático, una piscina en forma de círculo con seis pasillos que salían desde una zona central. Para escapar de allí, los ratones tenían que encontrar una puerta de salida que estaba oculta en alguno de esos pasillos. Pero, además, para complicar la prueba, la posición de la puerta cambiaba cada día, por lo que los animalitos tenían que volver a descubrir dónde estaba la salida y aprender un nuevo trayecto. A los ratones no les gusta nadar y, por tanto, desde el momento en que los metes en un laberinto acuático intentan encontrar una salida por todos los medios.

Pues bien: el experimento demostró claramente que la técnica de inmunización había frenado la pérdida de memoria y el deterioro de las facultades cognitivas que desencadena el Alzheimer. Mientras los ratones vacunados generalmente encontraban la puerta sin demasiados problemas, los que no habían recibido ningún tratamiento eran mucho más torpes y se perdían con mucha frecuencia.

Un segundo estudio, realizado por David Westaway y sus colaboradores de la Universidad de Toronto, Canadá, fue muy similar a éste y llegó a los mismos resultados. También utilizaron el mismo tipo de ratones y analizaron su comportamiento en otro laberinto acuático, en este caso una piscina circular con cuatro compartimientos y su correspondiente puerta oculta. En ambos trabajos, el análisis del cerebro de los ratones después de muertos reveló que en los roedores vacunados el tamaño de las placas beta amiloide se había reducido bastante.

Si la eficacia de esta vacuna experimental llegara a confirmarse en personas, varios grupos de riesgo podrían beneficiarse enormemente de este tratamiento. En primer lugar, las personas que nacen con defectos genéticos que provocan la aparición del Alzheimer podrían inmunizarse con tiempo para impedir el desarrollo de los síntomas. Asimismo, las víctimas del síndrome de Down, que también suelen padecer el deterioro progresivo de sus facultades cognitivas por idéntico motivo: la acumulación de proteína beta amiloide en el cerebro. Pero la vacuna sería útil para mucho más que eso: los ancianos o personas de otras edades que empezasen a sufrir las primeras pérdidas de memoria podrían recibir el fármaco para bloquear el avance de la enfermedad. Sin embargo, lo más probable es que en el caso de las personas que se encontrasen en fases más avanzadas de la enfermedad, la vacuna ya no resultase eficaz. Cuando el Alzheimer ha progresado mucho, la pérdida de neuronas es tan grave que poco podría hacer la inoculación de esa sustancia. De poco serviría, por ejemplo, para José Antonio.

Puede ser que en unas cuantas décadas, o quizá menos, la vacuna contra el Alzheimer llegue a hacerse obligatoria para todas las personas, como la de la viruela o la polio.

Pero hay que ir con cuidado y no se pueden lanzar las campanas al vuelo. Más bien al contrario, sobre las esperanzadoras expectativas iniciales ha caído un descorazonador jarro de agua fría. Cien pacientes de Estados Unidos y el Reino Unido empezaron a recibir pequeñas dosis de la vacuna para comprobar su utilidad y seguridad en humanos, y se comprobó que tenían importantes efectos secundarios.

Otra de las grandes esperanzas está puesta en la terapia génica. En abril de 2001 una mujer de 60 años recibió por primera vez un tratamiento de este tipo. Cuando se dio a conocer la noticia se decía que, por el momento, se recuperaba con normalidad de la intervención, pero que habría que esperar unos meses hasta comprobar los resultados. Según aquellas informaciones, ya tendríamos que saber cuáles han sido. Desde luego, es bastante probable que las revistas científicas hayan publicado algo al respecto, aunque ni media palabra ha aparecido en los medios de comunicación general, en las informaciones para profanos. Mala noticia: no deben de haber sido satisfactorios, porque una noticia de esas características, toda una victoria contra el Alzheimer, daría la vuelta al mundo en cuestión de horas.

Aquella operación se realizó en la Universidad de California, en San Diego, y consistió en insertar en la enferma células de su propia piel modificadas genéticamente para que produjeran el factor de crecimiento nervioso. Por un pequeño orificio practicado en el cerebro, se le introdujeron dos millones y medio de estas células. La función del factor de crecimiento nervioso es impedir a los núcleos basales, un pequeño conjunto celular situado en ambos hemisferios del cerebro, que produzcan más acetilcolina. Se trata de un neurotransmisor que modula la excitabilidad de las neuronas. Cuando una célula aumenta su actividad y necesita más acetilcolina, descarga factor de crecimiento nervioso para pedírsela a los núcleos basales del cerebro. Pero ocurre que en el cerebro afectado por el Alzheimer, un proceso aún desconocido hace que ese factor no llegue al núcleo basal, por lo que la producción de acetilcolina no se incrementa aunque las células lo necesiten. Por eso, sin esa sustancia, las áreas del cerebro que controlan la memoria, la atención, la personalidad o la habilidad espacial son dañadas.

En este momento las mayores esperanzas de la ciencia están depositadas en las células madre, es decir, unas células potentísimas que tienen la capacidad de convertirse en células de prácticamente cualquier tipo y que, por ello, podrían reparar o sustituir a otras que están dañadas creando tejidos para trasplante, sangre, huesos... y también neuronas. En 1998 se logró cultivar por vez primera células de este tipo a partir de algunas que habían sido extraídas de embriones sobrantes fecundados *in vitro,* cedidos por parejas que habían recurrido a las técnicas de fecundación asistida para ser padres. Los científicos llevaban intentándolo una década, pero hasta entonces no habían logrado que las células consiguieran proliferar sin envejecer en el cultivo y mantuviesen su potencial de transformarse en cualquier tipo de célula adulta. Era todo un éxito que abría las puertas a una auténtica revolución en los trasplantes y a la cura de algunas enfermedades, el Alzheimer entre ellas. Pero desde el primer momento varias voces plantearon su inconveniencia debido a la necesaria utilización y manipulación de embriones.

Apenas un año más tarde, los problemas éticos parecían haber desaparecido: un nuevo estudio demostraba que también se podían obtener esas maravillosas células pluripotenciales, es decir, células madre, de organismos adultos. Pero la polémica aún no se ha resuelto: según una buena parte de la comunidad científica, las células madre adultas no tienen la misma capacidad de convertirse en la célula que luego reparará el Alzheimer, el Parkinson o la diabetes, como las embrionarias. Y más aún: muchos piensan que para poder llegar a conocer bien el funcionamiento de las células madre adultas y seguir investigando en sus posibilidades hay que estudiar antes las embrionarias. En otras palabras: desde este punto de vista, seguiría siendo necesario recurrir a los embriones congelados que permanecen almacenados en las clínicas de reproducción.

En medio de la polémica y de las opiniones enfrentadas de nuestros científicos y políticos, el Congreso español aprobó en julio de 2002 una resolución para fomentar y priorizar la investigación en células madre adultas frente a las embrionarias. Bernat Soria, pionero en terapias para la diabetes, anunciaba que seguiría sus investigaciones fuera de España porque el Gobierno español, a diferencia de otros países europeos, no le dejaba usar embriones. Margarita Salas, presidenta del Instituto de España —que integra ocho reales academias— había reclamado antes una reforma legislativa urgente para permitir estas investigaciones... El debate sigue abierto. ¿Y qué es lo que yo pienso? Lo mismo que el filósofo Hans Magnus Enzensberger, premio Príncipe de Asturias, que dijo que en ciencia, «todo lo que pueda hacerse, será hecho». Creo que hay que modificar la Ley de Reproducción asistida; que es un debate en el que se deben regular las situaciones más que prohibir los avances. Es incuestionable que el siglo XXI será el de la sociedad del ADN, no se pueden poner puertas al campo. Desde mi experiencia decir otra cosa sería un ejercicio de fariseísmo. El dilema ciencia-ética puede encontrar un justo equilibrio. Confiemos en ello.

Así que a las células madre todavía les queda un buen trecho por recorrer. Pero hay algunas cosas que sí están en nuestra mano para prevenir la enfermedad. No son muchas, pero algunas de ellas resultan sorprendentes y desconocidas para la mayoría. Una de las más sencillas es la selección de embriones. Puede que el nombre asuste, pero nada tiene que ver con técnicas de ingeniería o manipulación genética. De hecho, se practica cada día, miles de veces en todo el mundo, y se lleva a cabo cada vez que los ginecólogos realizan una fecundación *in vitro,* es decir, fuera del aparato reproductor femenino. Como se trata de una fecundación estimulada por procedimientos hormonales, se suelen obtener más embriones de los necesarios y de los que son recomendables implantar en el útero. Eso supone que los médicos elijan unos y descarten otros, que no se destruyen sino que se congelan y pueden ser utilizados posteriormente ¿Y con qué criterio? En general, suelen optar por aquellos que ven «más acabados», es decir, con más posibilidades de implantarse y seguir su crecimiento con éxito, o, si no existen claras diferencias entre ellos, de una forma aleatoria. Pero si se hace un análisis genético de esos embriones es posible, en algunos casos, saber cuáles de ellos podrían dar lugar a seres con un alto grado de posibilidades de desarrollar Alzheimer. Esto es posible en un pequeñísimo porcentaje de casos en los que la enfermedad es el resultado de una mutación genética con muchas posibilidades de heredarse y cuyos primeros síntomas aparecen a edades muy tempranas. En febrero de 2002 una revista médica norteamericana dio a conocer que el Instituto de Genética Reproductiva de Chicago había empleado esta técnica, llamada de diagnóstico genético preimplantatorio, con una mujer de 30 años portadora de esa mutación, conocida como V717L. La misma mutación se había identificado en tres de sus cinco familiares y, para evitar que un hipotético hijo pudiera también heredarla, decidió seguir un programa de fecundación asistida. La intervención se había desarrollado entre 1999 y 2000, se obtuvieron 15 embriones, se analizaron y desecharon los que portaban los genes afectados y todo concluyó, según los especialistas «con un gran éxito». Así es que no me cuesta imaginar a un niño de Chicago, de dos o tres años, dando ufano sus primeros pasos ajeno a la pesadilla de la que ha podido librarse, mientras su madre no deja de agradecer el día en que se le ocurrió la feliz idea de llamar a las puertas de ese centro norteamericano. No desconozco que muchas personas ponen serias objeciones a la utilización de técnicas como éstas, pero, sinceramente, ¿cuántas personas teniendo en sus manos la posibilidad de librar a su hijo, a plazo fijo, de una enfermedad tan penosa como ésta no lo harían?

También algunos científicos españoles están dedicando todos sus esfuerzos a la investigación de la enfermedad. En mayo de 2000 el Instituto de Neurociencias de Castilla y León solicitó el respaldo y apoyo de las autoridades para la creación de un banco de cerebros humanos para profundizar en los conocimientos sobre el Alzheimer y se planteó el objetivo de coordinar siete laboratorios españoles que se encontraban trabajando en esta materia en una sola unidad. Tan sólo en la comunidad castellano-leonesa, son unos cuarenta los investigadores que trabajan en la búsqueda de una solución para esta patología. Y a la cabeza de todos ellos, el doctor José Ramón Alonso, que estuvo varios años trabajando en la Universidad de Los Ángeles, el lugar de dónde importó esta idea del «banco de cerebros». Alonso quería que un grupo de enfermos españoles que habían sido estudiados por los clínicos permitieran, una vez fallecidos, la utilización de su cerebro. Hasta entonces, todos los estudios se estaban realizando en cerebros de ratas manipuladas para la recreación de la enfermedad. Hace mucha falta que iniciativas como ésta cundan. Y, sobre todo, que todos sepamos que, una vez fallecidos, nuestro cerebro también puede ser útil y, a largo plazo, ayudar a mejorar la existencia, y quién sabe si un día la vida de otras personas. Cuanto más se investigue y cuanto mejores sean los instrumentos, más cerca estaremos de que esta enfermedad se pueda curar. Los españoles somos generosos, respecto a eso hay pocas dudas. Nuestro país es uno de los que registra mayores índices de donación de órganos. Donamos corazones, ojos, riñones... Pero todavía no hay muchos españoles que sepan que un cerebro, después de muerto, también puede ser muy útil. Ni siquiera muchas familias con un enfermo de Alzheimer son conscientes de ello. Es duro y requiere de cierta sangre fría, pero de la misma manera en que debemos preocuparnos por una serie de previsiones económicas y legales cuando nuestro ser querido desarrolla esta patología —si no lo hacemos, nos crearemos aún más problemas y dificultades—, también podríamos preocuparnos, en algún momento, de pensar en esta posibilidad.

Capítulo VIII

Los centros, los cuidadores

Basta que uno esté en un momento difícil para que le llueven los problemas y se compliquen las cosas. Suele pasar ¿no es cierto? Tuve que buscar un cuidador permanente para José en una de las mayores crestas de trabajo que recuerdo. Estaba en el Consejo General del Poder Judicial y me correspondía organizar la conmemoración del 50 aniversario de la Declaración de los Derechos Humanos: actos solemnes, conferencias, declaraciones, entrevistas... Aprovechaba los escasos huecos que me dejaba el trabajo para llamar a los candidatos y pedirles que se acercaran a la calle Fortuny de Madrid, donde está la sede de la institución, para poder hablar con ellos y hacerme una idea más cabal del tipo de personas que eran y si podrían cuidar bien de él.

Había pedido referencias a la Asociación de Familiares de Enfermos de Alzheimer y a algunos conocidos y pronto me di cuenta de que había dos grandes tipos de perfiles que se ofrecían para este trabajo. Por un lado, los vocacionales, personas por lo general bastante formadas y especializadas, que en teoría son los cuidadores ideales, pero prácticamente inaccesibles, por lo caros, si se requiere de ellos de forma continuada y durante muchas horas. Y, por otro, los necesitados: inmigrantes muchos de ellos, carentes de formación específica pero con el carácter y la paciencia necesarios para atender a un enfermo de Alzheimer. Sin embargo, claro está, no todos reúnen estos requisitos. Entonces, la pregunta es obvia: ¿cómo acertar en una decisión tan importante y delicada?

La primera experiencia que había tenido de contar con una persona que me ayudara a cuidar a mi marido durante unas horas había sido muy positiva. Fue una fisioterapeuta cariñosísima, Mari Ángeles, de quien ya he hablado antes, y a la que le estaré siempre agradecida no sólo por el trabajo y la dulzura que dedicó a José Antonio, sino por el apoyo que también a mí supo darme. Me reconfortaba volver a casa después de una jornada de duro trabajo y encontrarme con ella, charlar un rato y sentir su compañía. Estaba con José por las tardes, durante tres horas, haciendo algunos ejercicios, como leer el periódico, dibujar, escribir dictados, utilizar los juegos educativos infantiles que yo misma había comprado en tiendas para niños... Pero la enfermedad avanzaba a pasos agigantados y pronto ese tipo de actividades dejaron de tener sentido. José Antonio se quejaba de que le tratáramos como si fuera un niño pero lo cierto es que incluso esas tareas tan «infantiles» empezaron a resultarle dificilísimas.

No era la única ayuda externa que recibía. Por las mañanas iba a un centro de día, uno de los dispositivos esenciales para la atención de estos enfermos. Se trataba de una de las casas que la Fundación Maria Wolff tenía entonces en Madrid, concretamente en la calle Montesa. Estaba muy contenta de haber podido encontrar un centro así y a una persona como su director, Rubén Muñiz, que estaba entregado en cuerpo y alma a trabajar sobre la enfermedad. En nuestro país no hay muchos centros como éste. La mayoría de los que yo había visto o de los que había tenido noticia eran centros o residencias enfocadas a enfermos seniles en los que importaba sobre todo que los abuelitos estuvieran seguros, cuidados, limpios y alimentados, pero en los que la orientación terapéutica brillaba por su ausencia. Por eso descubrir el trabajo de Rubén y su Fundación fue para mí de lo más alentador. Él había tenido varios casos de Alzheimer en su familia y en 1994, a la muerte de su abuela Maria, a cuyo nombre está precisamente dedicada la Fundación, decidió poner en marcha el proyecto, codo a codo con su mujer. Es un enamorado de la mente humana, y eso fue lo que le llevó a trabajar en este campo.

Pero para José Antonio las visitas a Maria Wolff no resultaron tan estimulantes como para mí. Ya nada podía serlo. Era consciente del estado en que se encontraba y de cómo su deterioro iba en aumento, así es que su frustración era constante. No había sido la primera persona joven, o sea, no senil, con menos de 60 años, que había llegado al centro, pero sí la primera que se encontraba en una fase leve. Por allí habían pasado también un enfermo con tan sólo 32 años —tan extremadamente joven era que, al principio, dudaron que su diagnóstico pudiera ser de Alzheimer—, una mujer con 45 años, madre de un hijo que se encontraba en plena carrera universitaria... Pero a diferencia de ellos, mi marido llegó al centro sabiendo cómo se llamaba, dónde vivía y siendo consciente de los fallos cada vez más importantes que cometía, lo cual le suponía una presión extraordinaria. Sobre todo al verse rodeado de personas mucho mayores, «abuelitos» desde su punto de vista, que se encontraban peor que él. Pues, aunque los enfermos leves estaban separados de los moderados en dos plantas del edificio que no tenían comunicación, era posible que en un punto, el patio central, unos y otros se vieran a distancia. «¿Acabaré yo como ellos?», se diría. La pregunta debía de martirizarle. Sé que en las nuevas instalaciones con que cuenta la Fundación los enfermos de distinto grado están completamente aislados los unos de los otros y ya no tienen siquiera esa mínima posibilidad de encontrarse, lo cual es infinitamente mejor para ellos.

Como cada vez que una persona llegaba al centro, a José

le hicieron una prueba neuropsicológica para saber en qué momento de la enfermedad se encontraba y en qué áreas funcionales o cognitivas estaba fallando. El objetivo era poder hacer ejercicios no sobre las áreas que ya se habían perdido y son imposibles de recuperar, sino sobre las que todavía mantenían algo. Así, por ejemplo, si se evidenciaban problemas para llamar a las cosas por su nombre, se incidía en los ejercicios de nominación. «¿Cómo se llama esto?», pregunta el terapeuta mientras sostiene un bolígrafo entre sus manos. «Bolígrafo, ¿no?» Y el paciente repite la palabra bolígrafo. Y luego le toca a la mesa, o a la silla, o a la televisión... listas con muchísimos objetos. O ejercicios para repasar el esquema familiar, en los que se pregunta al enfermo por los nombres de sus parientes, sus edades, a qué se dedican... Los especialistas creen que estimulando mucho las funciones cognitivas —memoria, atención, cálculo...— se consigue sostener esas funciones durante más tiempo y, de este modo, ralentizar el deterioro general. Yo confiaba también en que aquellos ejercicios pudieran ayudar a José a frenar su declive. Me resistía a creer que no se pudiera hacer nada para contenerlo.

Las sesiones de terapia duraban alrededor de tres horas. Primero, los enfermos se dividían en grupos de unas cinco o, como máximo, ocho personas, a los que los terapeutas daban la bienvenida. A continuación, cada uno de ellos se presentaba, mencionaba su nombre, decía dónde vivía y cómo se encontraba. No era sólo una norma de cortesía y una forma de romper el hielo, sino un mecanismo para que tomaran conciencia de sí mismos. Luego se trataba de hacer ejercicios cognitivos en el área de la memoria, la atención, el cálculo, el lenguaje, la orientación en el espacio... que primero se hacían de forma individual y, más tarde, en grupo. Después, tras media hora de descanso, unos 40 o 50 minutos dedicados a la psicomotricidad, que no sólo consistía en mover el cuerpo como si fuera una gimnasia, sino en combinar el ejercicio físico con otro tipo de esfuerzos, cosas del tipo de contar tres baldosas y dar un salto para pisar la cuarta.

Pero no siempre las cosas funcionan como nos gustaría o como pensamos que iban a funcionar. Ocurre que si, por ejemplo, preguntas a un enfermo cómo se llama su hijo, él no se acuerda y, además, es consciente de que no puede acordarse, el estrés y la presión a la que se le está sometiendo es tan tremenda que, incluso, llega a ser contraproducente. Y eso es lo que le ocurrió a mi marido. Se ponía nerviosísimo haciendo los ejercicios y se sentía tan frustrado que, por decirlo de alguna manera, se «quemaba» haciéndolos. No aguantó la terapia.

Tiempo después, en una larga charla con Rubén en la que ambos pudimos sincerarnos, me dijo que José Antonio había aportado a Maria Wolff más de lo que la Fundación había podido darle a él. Desde el punto de vista teórico, el centro había hecho lo mejor que se podía hacer en aquellos momentos según todas las opiniones y lo que entonces decían la mayoría de las publicaciones científicas, aunque todavía no había evidencias de que aquello fuese efectivamente lo mejor. Solamente la Asociación de Neurólogos de Estados Unidos cuestionaba en aquellos momentos este tipo de terapias, y decía no estar segura de que realmente sirvieran para algo, mientras que, por el contrario, podían llegar a someter a una excesiva presión al enfermo. José Antonio fue la primera persona a la que vieron «quemarse» haciendo ese tipo de ejercicios, el primero que, claramente, no soportaba. Abandonaba las sesiones y se salía al pasillo a esperar a que fuésemos a recogerlo. El malestar que le producía comprobar cómo no era capaz de hacer lo que se le pedía le sumía en un estado de excitación que no le abandonaba cuando se iba de allí. Por las mañanas, salir de casa para acudir al centro se convirtió en una batalla, así es que decidimos que lo mejor que se podía hacer era no insistir en ese camino.

Tras la experiencia, en Maria Wolff empezaron a adoptar otro tipo de enfoque en el que los ejercicios continuaban siendo importantes pero estaban más disfrazados de juego y disfrute. Rubén y su equipo desarrollaron un trabajo que era lo mejor que pensaban que se podía hacer en ese momento.

José acudió al centro durante unos ocho meses. Llegó con una coordinación mala y con bastantes fallos en cuanto a su visión y orientación en el espacio. Identificar una figura dibujada dentro de otra le costaba muchísimo. Lo que más le entretenía eran las manualidades, porque le parecían fáciles y las podía hacer sin grandes problemas: mosaicos, cestería, modelado... En el centro se sorprendieron mucho de hasta qué punto conservaba sus habilidades sociales y su buen aspecto. Tanto, que cuando otros familiares iban a recoger a los pacientes nadie pensaba que José era uno más sino un familiar que estaba ahí, como ellos, para buscar a su enfermo. Incluso podía mantener durante varios minutos una conversación superficial —«Hola, buenas tardes. Qué día tan bueno hace. ¿Cómo estás? Bien, gracias»...— sin que se notase que estaba enfermo. Incluso así, tocado por el Alzheimer, seguía siendo un hombre atractivo que llamaba la atención por su altura y su porte. Tan extremadamente educado era, además, que ni siquiera en los peores momentos perdía la compostura.

Aunque su estancia en el centro no le ayudó cuanto deseábamos, allí hubo también cosas muy buenas. Al principio le costó integrarse, pero luego se sentía reconfortado porque recibía mucho apoyo por parte de quienes le rodeaban y percibía su afecto. Sobre todo si estaba Beatriz, su monitora. Estableció con ella una relación muy especial. Su sola presencia conseguía que José se sintiese más tranquilo y relajado. Conservo unas fotografías preciosas en las que se le ve disfrazado de enfermero de la Cruz Roja para celebrar el carnaval, junto a Beatriz, también vestida para la ocasión. La energía positiva que desprenden ambos y el cariño con que se miran salta a la vista. En otras, José aparece junto a algunos de los compañeros con los que mejor se entendía, aunque fuesen mayores que él. Duele recordar aquellos momentos porque la mayoría de ellos ya han muerto.

Hoy, en Maria Wolff están volcados en la investigación de nuevas formas de terapia y en lo que ellos llaman «terapias a la carta». Se trata de no hacer pasar a todos los pacientes por el mismo rodillo terapéutico e intentar ajustarse a lo que cada uno requiere o más le gusta, a pesar de la dificultad que en la mayoría de los casos entraña averiguarlo. Profeso a Rubén y a su mujer un gran cariño y les estoy muy agradecida por los consejos personales y las sabias palabras que supieron dedicarme. He escuchado a Rubén algunas reflexiones sobre la enfermedad que me han parecido de lo más oportunas y que me han dado mucho que pensar. Él cree, por ejemplo, que la carga que supone cuidar a un enfermo de Alzheimer es tan grande para quienes la asumimos porque frustra nuestras expectativas. Que, en el fondo, los cuidados que necesita no difieren demasiado de los que hay que dispensar a un niño, aunque es un proceso inverso en el tiempo: primero, cuidamos a alguien que tiene dificultades para comunicarse y que no puede quedarse solo; después, a alguien que todavía camina, pero a quien hay que cambiarle los pañales y darle de comer, hasta que queda postrado en la cama y necesita de nosotros para todo, como un bebé. Con los niños hay que hacer exactamente lo mismo, en el orden contrario, pero entre ambos hay una diferencia sustancial: mientras que en los pequeños tenemos depositadas todas nuestras expectativas y esperanzas de futuro, del porvenir de los enfermos de Alzheimer no cabe esperar nada, salvo la muerte. Por eso cuidarlos nos resulta tan desesperante y emocionalmente costoso. Rubén también tiene la idea de que desde el punto de vista profesional sólo una persona a la que le guste trabajar con la demencia —que, por supuesto, los hay— puede cuidar bien a estos enfermos: él mismo y su equipo son un buen ejemplo.

En estos últimos años la investigación sobre terapias ha avanzado bastante y se han puesto en marcha otro tipo de modalidades. Por ejemplo, se ha descubierto que la jardinoterapia es una forma de estimulación cognitiva que también trabaja sobre la memoria. Los terapeutas intentan que los enfermos sepan en qué estación del año están viviendo teniendo en cuenta el tipo de planta que cuidan. Además, el uso de herramientas de jardín mejora la psicomotricidad de sus articulaciones y músculos.

También se sabe que trabajar con música puede ser positivo. Se trata de hacer ejercicios musicales sencillos como cantar, seguir el compás con las manos, percutir un instrumento o reconocer o evocar melodías. La música puede servir asimismo como un medio para potenciar la comunicación y la interacción entre los enfermos de forma que puedan romper la burbuja de aislamiento que crean a su alrededor. Para ello se desarrollan experiencias musicales adaptadas a los distintos niveles de la enfermedad. ¿Por qué funciona? Porque una de las capacidades que estos enfermos nunca pierden es la de emocionarse. Y esa emoción puede conseguir que evoquen vivencias y recuerdos. Por ejemplo, se ha dado el caso de alguna persona que, después de treinta años de convivencia, no reconocía a su cónyuge pero que a través de una canción de la época consiguió evocar los bailes que habían compartido en la plaza de su pueblo cuando eran más jóvenes.

En el centro de día al que ha ido durante estos años, el Centro Gers, un lugar muy agradable y espacioso con grandes jardines, han intentado que José Antonio se incorpore a algunas de las actividades, como la musicoterapia, o labores de otro tipo, pero su estado lo hace ya prácticamente imposible. Todavía conservo alguno de los regalos que me trajo por Navidad, algunas manualidades, pero tampoco es capaz ya de hacerlas. Ni siquiera puede cortar con unas tijeras.

No todos los centros orientan del mismo modo el trabajo con los enfermos. Incluso es posible ver distintos enfoques en función del país en que nos encontremos. Aquí, en Europa, se da más importancia a los cuidados terapéuticos y paliativos mientras que Estados Unidos se prioriza la terapia ocupacional, quizá porque el nivel de ingreso en residencias es allí mucho más alto. Han construido paseodromos, donde los enfermos pueden deambular y caminar cuanto quieran sin peligro de perderse o accidentarse. Pero en todas partes funciona la misma máxima: aquello que tú hagas por el enfermo más de una vez, él dejará de hacerlo por sí mismo. Si tú limpias sus dientes, él jamás volverá a coger el cepillo para hacerlo. Si sostienes por él la cuchara, nunca volverá a comer por sí mismo. Es verdad que para no hacerlo hace falta tener tiempo y mucha paciencia. Mucha. Pero es lo mejor para el enfermo.

Los centros de día, los centros de respiro e incluso los servicios de teleasistencia —que son pocos, pero existen— pueden proporcionarnos en algunas ocasiones mucha ayuda. Pero la presencia de una persona que asuma la responsabilidad de ser el cuidador principal o de supervisar en todo momento la atención del enfermo es imprescindible. Además, en nuestro país hay tan pocos centros públicos y el ingreso en los privados resulta tan caro (cuesta, aproximadamente, entre 900 y 1.800 euros al mes) que en el 95 por 100 de los casos es la familia quien asume la carga asistencial.

El 83 por 100 de quienes la asumen son mujeres que en la mitad de los casos se ven obligadas a dejar su trabajo. Y que, en adelante, entregan buena parte de su existencia a este propósito. Al menos, mientras que el enfermo vive. Tan dura y estresante es la responsabilidad que prácticamente la mitad de quienes la asumimos acabamos acudiendo a un psicólogo y necesitando apoyo para sobrellevar el desgaste personal y la tensión continua a la que nos vemos sometidos.

Yo me he deprimido, he perdido las ganas de comer, he engordado, he deseado desaparecer de la faz de la tierra o huir a algún lugar muy lejano donde nadie pudiera encontrarme. En algunos momentos, ponerme en pie cada mañana me ha costado lo indecible. Me ha dolido el cuerpo. Se me ha vuelto de revés el estómago y he tenido problemas digestivos. Me han perseguido las pesadillas, como por ejemplo una persistente: estoy en una ventana, el lugar es frío y gris —helado, diría— e intento agarrar desesperadamente a un niño que se cae por el alféizar; siento la angustia y la impotencia de no conseguirlo. Cuando reacciono el niño está en la calle, muerto, pero no hay sangre. Mi médico me ha dicho que esta pesadilla es la representación típica de alguien que ve que su vida se le escapa. Afortunadamente, sólo me persiguió durante los primeros años. Por épocas he tenido un humor de perros. Otras personas comienzan a consumir sin freno alcohol, tabaco o café. Sufren problemas físicos como temblor de manos o palpitaciones, cambian bruscamente de ánimo o sienten hartazgo respecto al enfermo o hacia otras personas. En fin, los síntomas típicos del «síndrome del cuidador».

¿Cómo salir de esta situación? Difícilmente. Sólo compartir el trabajo y la responsabilidad puede ayudarnos. Contar con la ayuda de otras personas ajenas al núcleo familiar o de miembros de nuestra familia dispuestos a que un peso tan abrumador no recaiga sobre las espaldas de una sola persona es fundamental. Tenemos que intentar mantener un tiempo diario para el disfrute propio, por mínimo que sea. Hay que dormir lo suficiente. Alimentarse bien. Pedir ayuda cuando se necesita. Intentar no añadir más dolor al dolor. Araceli Pereda, mujer de un buen amigo, Julián García Vargas, ministro de Sanidad en la época en que estuve en el Defensor del Pueblo, se volcó conmigo porque en su familia habían sufrido también este problema, me entregó escritos en un papel estos cinco puntos, cinco claves para la supervivencia. Una: te salva la gente que te rodea. Dos: no te hagas la fuerte. Tres: interésate por las personas. Cuatro: no desaparezcas como persona. Cinco: sobra sufrimiento, no añadas más dolor al dolor.

Algo teníamos claro en casa: ninguno de nosotros podía dedicar al cuidado de José Antonio la mayor parte de su tiempo. Pero íbamos a hacer todo lo posible por encontrar a la persona más adecuada. Conseguirlo no iba a ser una tarea fácil. Tras el episodio de la fuga nocturna de José Antonio, me di cuenta de que ya no bastaba con las atenciones que Mari Ángeles, la fisioterapeuta, le proporcionaba durante algunas horas por la tarde: era necesario que alguien pudiera estar pendiente de él durante las noches, que pasaba agitadísimo. Desfilaron por casa personas de las más variadas nacionalidades y con más necesidad de encontrar un trabajo que capacidad de desempeñarlo. Al menos, éste en concreto: apenas duraban en casa un par de días, tras los cuales no volvíamos a verles el pelo.

Pronto fue necesario encontrar a alguien que no solamente estuviera pendiente de mi marido por las noches sino, también, durante todas las horas que estaba en casa, después de que regresara del centro de día. Por fin creí encontrar la solución: un médico cubano del que pensé que por su formación y su supuesta inclinación vocacional a atender a personas enfermas era la mejor garantía de cuidado para mi marido. Pero estaba muy equivocada. No tenía la paciencia ni el sosiego necesarios para hacerlo.

Aquélla fue la peor época en el comportamiento de José: iba de un lado a otro de la casa sin parar, dormía fatal, rechazaba que le ayudaran a vestirse, no quería bañarse o que le cambiaran de ropa cuando se mojaba. No había forma de hacerse con él. En algunos momentos, incluso, se ponía agresivo. Siguiendo las indicaciones terapéuticas de sus médicos, intentábamos controlar la situación con ayuda de tranquilizantes y neurolépticos, pero cada vez que se los suministrábamos caía en un estado de postración que nos descorazonaba a todos. ¿No era posible solucionarlo de otro modo? Yo no sabía qué era lo que podía ocurrir en casa mientras no estábamos, pero intuía que los cuidados que aquella persona proporcionaba a José Antonio no eran los mejores. Hoy sé que, efectivamente, aquella fase era una de las más conflictivas de la enfermedad en lo que se refiere a los problemas de comportamiento, pero que el modo de hacer de aquel cuidador lo empeoraba.

Afortunadamente, llegó a nuestras vidas Bergman Ayala. Fue un día de pleno invierno cuando vino a casa, para que mantuviéramos una pequeña entrevista. Confieso que a esas alturas yo era bastante escéptica y sabía que encontrar a una persona capaz de hacer un trabajo así no era fácil en absoluto. La impresión que me causó fue excelente. Era un hombre de mediana edad, unos 45 años, que llevaba la afabilidad y el buen carácter escritos en la cara. No tenía ningún currículo médico, pero me pareció que tenía algo mucho mejor que aportar: cariño y buenísimos sentimientos. En Bolivia, el lugar de donde había emigrado hacía poco más de un año, jamás había oído hablar del mal de Alzheimer, pero la suya es una cultura en la que se venera a los mayores y acostumbrada a convivir y a cuidar a sus enfermos, a los que rara vez se les ingresa en residencias u hospitales, ni tan siquiera son cuidados por otras personas que no sean de su familia. Él ya había atendido aquí a un anciano postrado durante algunas semanas, y en el centro de Siervas de María en el que lo conocían daban las mejores referencias. Además, era un hombre corpulento, que también podría ayudar físicamente a mi marido si era necesario. A los pocos días de aquella entrevista, ya estaba trabajando en casa.

Poco a poco Bergman fue estudiando a José Antonio y conociendo su comportamiento. Y no tardó mucho en empezar a ganarse su confianza. Cuando llegó, el trato con él era casi imposible. No obedecía. Si uno le recriminaba su mal comportamiento —lo que, desde luego, no tiene ningún sentido y es contraproducente—, él se encastillaba más. Nada peor que intentar forzarlo, aunque fuese suavemente, a que entrara en la ducha: él se daba media vuelta y la emprendía a golpes, o incluso se aferraba a la grifería y no había manera de separarlo de allí. Hablarle con suavidad, paciencia y delicadeza era la única manera posible de que, poco a poco, mejorara su conducta.

También fue muy importante incorporar una rutina a sus actividades. Levantarse y comer más o menos a las mismas horas. Dedicar un tiempo diario y programado a pasear, a ver la televisión, a hojear el periódico. Hacer del aseo y el cuidado personal una actividad agradable e imprescindible. «Vamos José, levántate que hay que ir al "trabajo". Vamos tranquilo, que hay que bañarse. Porque a ti te gusta bañarte ¿verdad? Y a ti te gusta hacerlo cantando. Canta José. Yo sé que a ti te gusta cantar y que sabes unas canciones muy bonitas. Yo soy tu amigo y estoy aquí contigo, para ayudarte a que te duches. Y me gusta escuchar tus canciones. Vamos José, tranquilo, que no te va a pasar nada. Ya sabes que luego, cuando termines estarás mucho más guapo y te encontrarás mejor.» Monólogos como éste pronunciados cada mañana han conseguido que el aseo no sea un tormento.

Salvo en los días «malos», que también vienen de vez en cuando y hay que aprender a entenderlo. «Hoy estoy de mala leche», avisa a veces mi marido cuando se levanta. Porque, como el propio Bergman dice: «Este hombre ha perdido el tino, pero se da perfectamente cuenta.» ¿Cuenta de qué? Es posible que de más cosas de las que suponemos. Como en aquella anécdota del bar y del cajero. Un día el cuidador, sin darle mayor importancia, y para mostrar su agradecimiento por lo bien que se estaba portando, le dijo que le invitaría a algo en un bar. Pues bien, al día siguiente, cuando regresaban de su paseo diario, José se empeñó en que Bergman cumpliera su promesa. ¿Que cómo lo hizo? Simplemente quedándose plantado en la puerta de un bar cercano a casa y negándose a caminar. El cuidador accedió. José se encaramó a un taburete sin mayor dificultad, y allí se quedó tranquilamente disfrutando de una cerveza clara. Como al terminar insistía en tomar más, Bergman trató de convencerle diciéndole que era imposible porque ya no le quedaba más dinero. ¿Cómo explicarle a alguien que no entendía que la medicación que tomaba no le permitía beber más? Pero José no se iba a dejar convencer tan fácilmente: le hizo entender al cuidador que para esas situaciones estaban precisamente las tarjetas de crédito. «No, José. En este bar no admiten tarjetas.» Cuando por fin salieron del bar, José Antonio tomó una dirección que no era la de casa. A Bergman le daba la impresión de que lo que mi marido quería hacer era ir en busca de un cajero automático. Sólo la promesa de que otro día saldrían con más dinero en el bolsillo para no encontrarse con el mismo inconveniente le convenció de volver a casa. Al día siguiente José salió de casa con 1.000 pesetas encima. «¿Lo guardas tú o lo guardo yo, José, para que no se pierda?», le preguntó Bergman. Ya estaba decidido: sin mediar palabra, mi marido se guardó el dinero en el bolsillo del pantalón.

Es sorprendente como en medio de las dificultades para comunicar y de la pérdida de la razón, brillan de vez en cuando momentos de clarividencia como éste. Situaciones que a todos nos hacen preguntarnos en qué terrible laberinto se encontrarán prisioneros nuestros enfermos, qué es lo que en realidad ocurre dentro de ellos, qué es lo que perciben, o si resta en ellos, aunque sólo durante unos breves segundos, un mínimo de lucidez.

Con el tiempo, tras mucha paciencia y la ayuda y el consejo de libros, especialistas y personas que han pasado por esta misma situación antes que nosotros, Bergman y yo hemos aprendido a comprender las necesidades de José Antonio y a atenderlo. El mayor desafío que tenemos por delante las personas que cuidamos a un enfermo con demencia no es responder a las necesidades diarias como el vestido, el aseo, la comida o llevar el peso de la economía familiar. No. Lo más difícil es saber y poder enfrentarnos a sus cambios de personalidad, a sus acciones anormales.

Es importante pensar que todo comportamiento, por raro y gratuito que nos parezca, tiene sus causas, y que si éstas se pueden eliminar o modificar —lo cual no es siempre posible— lo lógico es que ese comportamiento mejore o desaparezca. Después, es necesario saber que existen varias estrategias para poder abordar esos problemas, así es que hay que intentar ponerlas en práctica y averiguar, en cada caso, cuál funciona mejor. Por último, hay que comprobar los efectos que tienen estas estrategias en el enfermo. Si marchan bien, lo lógico es que volvamos a utilizarlas cuando nos encontremos ante las mismas situaciones. Si no funcionan, habrá que probar otras. Si, finalmente, no se encuentra ninguna que dé resultados positivos, la única opción que nos queda es seguir la corriente al enfermo y ser lo más flexibles que podamos, a no ser que comprobemos que eso empeora su comportamiento.

Por ejemplo, un enfermo puede gritar o deambular sin sosiego porque está enfadado, porque tiene miedo, o dolor, o ansiedad, o depresión o preocupaciones o, simplemente, porque se siente incómodo o algo le está irritando en el ambiente que le rodea. Es posible que a fuerza de estar muchas horas junto a nuestro enfermo y de observar cuáles son sus reacciones tengamos una leve idea o intuición, cuando observamos un comportamiento de este tipo, de qué es lo que lo desencadena. Si no la tenemos, hay muchas preguntas que podemos hacernos para intentar encontrar el motivo. ¿Nos da la impresión de que pueda deberse a un problema médico o, más bien, a un cambio en el entorno?, ¿hemos observado si en determinados momentos del día, en determinadas habitaciones o en la presencia de determinadas personas o cuidadores el problema empeora?

Las causas médicas que pueden dar lugar a esta clase de problemas son de distinto tipo: administración de nuevos fármacos o cambios en las dosis de los que ya se venían suministrando; presencia de dolor, o fiebre; existencia de otra enfermedad además del Alzheimer (infecciones virales, cistitis, artritis); estreñimiento o dificultades para orinar... Aún recuerdo el trabajo que nos costó a Bergman y a mí darnos cuenta de que José tenía una muela podrida y que el dolor que sentía era la razón de los sudores repentinos y el nerviosismo que habíamos percibido en él algunas veces.

Entre las causas ambientales pueden estar el hambre o la sed; la falta de sueño; frío o calor excesivos; oscuridad o luminosidad excesivas, o demasiado ruido; desatención o falta de comunicación; demasiados estímulos o estrés en el ambiente o, por el contrario, total falta de estímulos y aburrimiento...

Sea cual fuere el desencadenante de ese comportamiento, el cuidador tiene que intentar siempre mantener el control de la situación y permanecer calmado. Yo sé que si José percibe que me estoy poniendo nerviosa, él se pondrá mucho más nervioso de lo que está y habremos iniciado una escalada ascendente cada vez más difícil de cortar. Y conviene tener esto bien presente siempre: de poco o nada sirve intentar razonar con ellos, porque no pueden hacerlo. Suele dar bastante mejor resultado intentar distraerlos con alguna otra cosa. Es lo que siempre suelo hacer cuando José Antonio se empeña en coger algún objeto que yo necesito o estoy utilizando: intento mostrarle alguna otra cosa que le guste o capte más su atención, para que así suelte la que yo necesito. Lo que desde luego no sirve de nada, y, no sólo eso, es una actuación injuriosa y en absoluto aceptable, es castigarles por algo que hayan hecho. Eso, sin duda, empeorará la situación y, además, ¿cómo vamos a castigar por algo a alguien que no es responsable de lo que hace?

Todos los libros sobre cuidados que he leído y cuantas personas me han aconsejado han insistido en que mantener una rutina e intentar no salirse de ella es lo mejor que uno puede hacer, y que eso descarga al enfermo de bastante ansiedad. Y que también es muy importante no meterle prisas e intentar que haga las cosas a su ritmo. Así es como lo hemos intentado hacer siempre en casa. A no ser que José se encuentre mal un día determinado, siempre sigue su rutina diaria: se levanta, acude al centro de día, regresa, merienda, pasea, ve la televisión, cena y se acuesta aproximadamente a la misma hora.

También es fundamental no hacerle participar en actividades que le superen, le frustren, le sobreestimulen o le generen confusión. Lo comprobé muy bien cuando me di cuenta de que seguir asistiendo a la Fundación Maria Wolff y la ansiedad que eso le generaba eran contraproducentes. Y también antes, cuando intentar jugar al golf y no poder le ponía nerviosísimo.

El tono de voz que empleemos y la forma en que nos comuniquemos también son cruciales. Tenemos que hablar de forma sosegada y clara, intentando transmitir calma y seguridad. Tan grandes son las dificultades lingüísticas que no valen tanto las palabras que empleemos como nuestra sonrisa, el tacto, la postura y el contacto visual que mantengamos con el enfermo mientras las pronunciamos. De todas formas, lo que le digamos o preguntemos ha de ser sencillo, que pueda contestarse con un «sí» o con un «no», y que no necesite de respuestas más abiertas, más largas o complicadas. Desde luego, no tiene sentido preguntar: «¿Qué quieres para merendar esta tarde?», porque nuestro enfermo se perderá en el camino de la elección. Por el contrario, hay que hacer preguntas como: «¿Quieres Cola Cao?», «¿añado tomate al bocadillo?».

Las claves para poder comunicarse con un enfermo de Alzheimer son éstas: reducir el ruido de fondo y las distracciones, emplear un lenguaje corporal positivo (relajarse, inclinarse hacia adelante y sonreír), tocar a la persona con suavidad, para tranquilizarla, hablar con claridad y lentamente, transmitir una sola idea al mismo tiempo, repetir el mensaje tantas veces como sea preciso e intentar distraer al enfermo cuando se pone impaciente o inquieto: cuando comprobemos que la imposibilidad de encontrar la palabra adecuada o de decir algo le está poniendo nervioso, una buena idea es intentar cambiar de tema para que la frustración no se intensifique.

Pero el Alzheimer no perdona y seguirá poniéndonos nuevos obstáculos en el camino. Hoy, José Antonio está mucho peor que hace tres años, cuando Bergman llegó a casa. Es más dependiente y necesita más ayuda para llevar a cabo las actividades cotidianas. Sólo hay algo mejor: aquella fase terrible de hipermotricidad y ansiedad permanentes está superada. Buena prueba de ello es que hemos eliminado la mayor parte de la medicación que entonces le dábamos para aliviar su estado. Ahora, al contrario, a José le cuesta cada vez más moverse. Hay días en los que resulta dificilísimo conseguir que se levante. Puede pasarse las horas muertas sentado en el sillón y los paseos duran cada vez menos. A veces cuesta incluso que se mantenga erguido. Ya está dejando de tener sentido, incluso, que siga acudiendo al centro de día. Si apenas hace allí ninguna actividad y tan sólo se pasa la mañana sentado, quizá con sujeciones en los brazos para no caerse del asiento, con unos pocos cuidadores que tienen que repartir su tiempo entre varios enfermos... ¿no estará mejor atendido en casa?, ¿no será más fácil que logremos estimularle aquí?

He hablado con Bergman y él está de acuerdo conmigo. También me ha dicho que está dispuesto a cuidarle durante el día y a reorganizar sus horarios para que pueda repartirse el trabajo con algún otro cuidador. Los dos sabemos que el tiempo de José Antonio se está agotando. Que es posible que no le quede mucho para llegar a ese momento en que ya no se levante de la cama.

Entonces, tendremos que enfrentarnos a nuevos enemigos. Uno de ellos ha comenzado ya a mostrar sus fauces. Un día descubrimos en el costado de su pie derecho una especie de irritación en la piel. Una marca ligeramente enrojecida a la que no le dimos especial importancia. En pocos días, su contorno se había hecho mucho más grande y ocultaba bajo la piel una especie de boquete en el que el tejido había comenzado a pudrirse, como una llaga. Era una de esas temibles escaras, que tanto cuesta curar. El anuncio de que una piel y una carne terriblemente debilitadas apenas pueden resistir el paso de las horas sobre las sábanas.

Hemos ido aprendiendo paso a paso y las soluciones tienen nombres y apellidos: la experiencia práctica de mi amiga Margarita, el cuidado constante de las auxiliares del Centro Gers y los conocimientos de Santiago, el especialista que colabora en la Asociación de Familiares de Enfermos de Alzheimer.

Capítulo IX

Impacto social y cuestiones éticas

Confieso que el ex presidente estadounidense Ronald Reagan nunca fue santo de mi devoción. Ni sus ideas ni su política me gustaban. Pero ahora he de decir que cuando recuerdo haberlo visto en las páginas de los diarios anunciando su enfermedad no puedo evitar sentir compasión, ternura y, más aún, sincera gratitud. ¿Quién iba a decir que acabaría pensando en él como en uno de los nuestros? Suena al título de una película, pero lo que digo va más allá de las palabras y, por supuesto, de las películas. Cualquier persona que viva cerca del Alzheimer y se haya puesto en contacto con otras para pedir ayuda o hablar de los problemas que plantea la enfermedad sabe a qué me refiero. Pues así es como yo veo a Ronald Reagan ahora, como uno de los nuestros.

Fue en noviembre de 1994, en un mensaje a la nación. José no estaba enfermo aún. Optimista como siempre, Reagan anunciaba su propia muerte en una carta al pueblo norteamericano. El texto estaba escrito a mano y de un tirón: «Ahora comienzo el viaje que conduce al ocaso de mi vida, sabiendo como sé que para mi América habrá un brillante amanecer por delante.» «Me han dicho recientemente los médicos que soy uno de los millones de norteamericanos que padecen el mal de Alzheimer... de momento estoy bien. Desgraciadamente, conforme el mal progrese, mi familia tendrá que soportar un gran peso. Ojalá existiera un remedio para liberar a Nancy [su esposa] de esta dolorosa experiencia. Cuando llegue el momento confío en que, con vuestra ayuda, ella sepa encontrar el coraje necesario.»

Otros esconden sus males y prefieren ser enterrados con su «inconfesable secreto». Pero él quiso adelantarse a los chismorreos y las especulaciones. Exteriorizó su dolor y supo tocar esa delicada fibra que todos, incluso quienes le odiaron, llevan dentro. ¿Por qué? Él mismo se encargó también de explicarlo. «Cuando Nancy sufrió el cáncer de pecho y a mí me operaron por un tumor en el colon descubrimos que lo mejor era comunicar abiertamente lo que nos pasaba. Así es que ahora hemos decidido abrir igualmente nuestros corazones, convencidos de que tal vez así consigamos despertar la conciencia pública.»

Recuerdo algunas sonadas anécdotas de las que su inteligencia y capacidad mental no salían muy bien paradas. Aquéllas en las que se decía que confundía el nombre de los países que visitaba y metía una y otra vez la pata. Y me pregunto ¿sería que el Alzheimer había comenzado ya a pasar factura? La Casa Blanca no había hospedado nunca a un presidente tan anciano. Le quedaban dos semanas para cumplir 78 años cuando dejó la presidencia. En marzo de 2000 su salud se había deteriorado hasta tal punto que no podía hacer ejercicios ni reconocía a las personas que le rodeaban.

Tiempo después, en agosto de 2002, otro famoso estadounidense revelaba también su enfermedad, el actor Charlton Heston: «Queridos amigos, colegas y fans. Mis médicos me han dicho recientemente que tengo una enfermedad neurológica cuyos síntomas son los propios del Alzheimer. [...] He trabajado mi vida entera en los escenarios y en las pantallas delante de vosotros. He encontrado mi razón de ser y el significado de lo que hago en vuestra respuesta. Para un actor no hay mayor pérdida que la pérdida de su audiencia. Yo puedo separar las aguas del mar Rojo, pero no puedo separarme de vosotros.»

Estas personas nos han hecho un gran favor a todos los enfermos de Alzheimer y a sus familiares, y también a toda la sociedad. Lo mismo que está ocurriendo con la homosexualidad, el Alzheimer también necesita que muchos, enfermos y familiares, «salgamos del armario». Que se reconozca, que se tenga en cuenta su enorme y terrible impacto, que se hable de ella. Porque, aunque es mucho lo que se ha avanzado en los últimos años en este sentido, todavía persisten grandes prejuicios.

El 8 de febrero de 1999 la escritora Iris Murdoch fallecía en brazos de su esposo. Su última novela, *Jackson's Dilema,* se había publicado cuando el Alzheimer estaba ya devorando su memoria. Había ganado los dos premios más importantes de las letras inglesas, el Booker y el Whitbread. Cuando murió, Bayley dijo: «Iris ya no me reconocía, pero en el fondo de su mirada había algo que me recordaba a la mujer que yo amaba. Ella seguía conmigo.» Él había escrito un libro al que ya me he referido, *Elegía a Iris,* en el que se narraban sus años de vida en común y se describía magistralmente y con un gran derroche de sensibilidad la presencia de la enfermedad. Contaba cómo la prestigiosa autora de más de 25 novelas profundamente intelectuales se quedaba de pie, insegura, en la puerta del salón con el rostro congelado en esa expresión que caracteriza a los enfermos de Alzheimer o entraba en la habitación arrastrándose con lentitud y con la mirada fija hacia adelante.

El libro recibió críticas extraordinarias por la rica descripción que hacía de la trayectoria de un matrimonio singular y de las frustraciones que produce esta demencia. Pero en los medios de prensa británicos hubo ciertas críticas sobre los motivos de Bayley para escribir el libro. ¿No era una crueldad exponer a su esposa de esa forma? ¿No era un atentado a su intimidad? «Cuando ocurre algo así se pierde todo el sentido del pudor y la intimidad», respondía él.

Pero hacen falta más libros como *Elegía a Iris,* que muchas más personas se atrevan a dar el paso que Ronald Reagan y Charlton Heston dieron, que haya mucha más información sobre lo que el Alzheimer significa para que nuestra sociedad sea consciente de la envergadura del reto que se le viene encima.

El envejecimiento de la humanidad es el fenómeno demográfico más importante y sus repercusiones sociales, económicas, culturales y políticas son tan trascendentes que constituyen uno de los desafíos más importantes que nuestra civilización tiene en el horizonte. Hoy, a todos nos preocupa nuestra vejez. Nos aterra volvernos dependientes sin tener los medios necesarios para sobrellevarlo con dignidad. No queremos ser una carga para otros, especialmente para nuestros seres queridos, pero al mismo tiempo intuimos que será difícil que lleguemos a viejos sin necesitar la ayuda de los demás. Eso es lo que hemos visto en nuestros padres, lo que vemos en otros mayores, en otros amigos, en nuestros vecinos, en otras personas que conocemos. Ese futuro nos asusta porque sabemos que ni nuestra sociedad ni nosotros mismos estamos aún preparados para afrontarlo. ¿Cambiará en el futuro? Eso depende de cada uno de nosotros pero, sobre todo, de aquellos que tienen mayor responsabilidad en la evolución de nuestro mundo: científicos, políticos y economistas, fundamentalmente.

De todos los males posibles, uno de los más aterradores es el que ocasiona la pérdida de la mente, la destrucción de la memoria, que el individuo sea incapaz de reconocerse y ni los que le rodean, capaces de reconocer en ese cuerpo tan familiar a la persona que conocieron y amaron. Como dicen los doctores José Manuel y Pablo Martínez Lage en *Alzheimer XXI: ciencia y sociedad:* «Aunque la enfermedad tenga mucho que ver con las placas y los ovillos, las mutaciones genéticas y la denervación colinérgica, es, sobre todo y ante todo, un concepto humano. La pérdida del intelecto y de la razón, de la memoria y del lenguaje es quizá el mayor reto que existe hoy en la nueva civilización globalizada. La neurociencia va a desempeñar un papel crítico, aunque no fundamental, para afrontar la amenaza de la enfermedad de Alzheimer. Probablemente habrá que reevaluar el lugar de las personas dementes en nuestro mundo a medida que los ciudadanos envejecen y el ambiente está amenazado por un progreso económico desmesurado. Para buscar las soluciones a estos retos del futuro hay que enriquecer el entendimiento de la historia, la cultura y el espíritu humano.»

De seguir el camino por el que vamos, y si nada lo remedia, se calcula que habrá en 2025 10 millones de seres demenciados en los países desarrollados y 24 más en el resto del mundo. De esos 34 millones, el 70 por 100, es decir, más de 23 millones, serán enfermos de Alzheimer. El tiempo corre. Los casos de enfermedad superarán la capacidad de la mayoría de los países desarrollados para pagar los costes de la atención sanitaria crónica a medida que la generación del *baby boom,* tan numerosa, vaya envejeciendo.

Uno de los principales problemas asociados es lo que los especialistas llaman «la crisis del cuidado informal». ¿Qué significa esto? Hasta ahora, en países como el nuestro, muchos de estos enfermos permanecen en sus casas prácticamente durante toda la enfermedad y son cuidados por sus familiares: en su mayoría, mujeres de entre 50 y 60 años, muchas de las cuales no trabajan fuera de casa. En nuestro país, aunque no siempre en las mejores condiciones, el 90 por 100 de los enfermos de Alzheimer permanecen en sus domicilios, mientras que en Francia sólo lo hacen el 61 por 100 o en Australia el 52 por 100. Tanto por razones demográficas —las generaciones son cada vez menos numerosas—

como laborales —ahora, tanto hombres como mujeres se incorporan al trabajo— cada vez habrá menos familiares que estén dispuestos o puedan cuidar a sus enfermos dependientes. Y si tampoco hay recursos asistenciales suficientes... ¿quién los cuidará?

Las cifras mundiales de la enfermedad y su proyección futura son alarmantes, y en España las cosas no son mejores. Aunque a veces los datos son muy dispares, se dice que existen ya unos 700.000 enfermos diagnosticados, por lo que, de forma directa o indirecta, habría cerca de tres millones de personas afectadas en todo el territorio nacional. Se calcula que para 2020 existirá al menos un 50 por 100 más de los que se estiman hoy. Como sucede en otros países, aproximadamente el 5 por 100 de los mayores de 65 años padecen este mal.

Lo positivo es que estos datos terribles sobre su incidencia, su impacto familiar y su alto coste económico están generando una notable presión sobre las autoridades sanitarias, los científicos y las compañías farmacéuticas.

Como en tantas otras cosas, fue en Estados Unidos donde antes y con más fuerza comenzó a hablarse de Alzheimer. Fue al final de la década de los setenta. Concretamente en 1980 se supo que la actriz Rita Hayworth lo padecía y la noticia rápidamente dio la vuelta al mundo. Era la primera vez que la enfermedad se asociaba a un nombre famoso. En Estados Unidos existen alrededor de cuatro millones de enfermos y se está destinando un importante caudal de recursos públicos y privados a buscar cuáles son sus causas y sus posibles soluciones. Toda una batería de especialidades humanísticas (desde sociólogos a psicólogos, pasando por antropólogos) está preocupada incluso por estudiar cómo el mal puede afectar a los políticos, a la sociedad y a los ciudadanos y eso ha llegado a la opinión pública de tal modo que ha facilitado que se destinen recursos en mucha mayor medida que en otros países. El National Institute on Aging (Instituto Nacional sobre Envejecimiento), creado en 1974, fue una de las primeras instituciones que asumió que esta demencia no formaba parte del proceso de envejecimiento «normal», y que recalcó la importancia de distinguir entre envejecimiento y enfermedad. Esta diferencia que hoy nos puede parecer obvia y sencilla fue la que posibilitó que comenzaran a destinarse medios y recursos para el estudio de esta patología.

Por primera vez en 1994 la Organización Mundial de la Salud declaró el Día Mundial contra el Alzheimer. Por entonces era la tercera causa de muerte entre la población adulta, sólo superada por las enfermedades cardiovasculares y el cáncer. Se piensa que en los próximos años llegará a ser la segunda. Estos datos ponen a los sistemas sanitarios de los países desarrollados contra las cuerdas. Si se tienen en cuenta los gastos que la enfermedad ocasiona, su progresión numérica, el incremento de la esperanza de vida... ¿de dónde va a salir el dinero necesario para responder a todo esto? Por eso, para algunos expertos, la única solución rentable para afrontar este problema de salud pública sería la creación de una entidad público-privada con el objetivo exclusivo de llevar a cabo toda una campaña contra las demencias. El objetivo de esta iniciativa sería movilizar los recursos necesarios para prevenir en la próxima década la enfermedad de Alzheimer, o para retrasar su inicio en cinco o diez años. En tanto no se encuentre una solución definitiva para este mal, el objetivo ha de ser, dicen, retrasar el deterioro de los pacientes y descubrir tratamientos que les permitan seguir funcionando independientemente. La meta que se perseguiría con esto es reducir la duración de la enfermedad, el número de personas afectadas por ella y, en consecuencia, el coste de la asistencia prolongada. Esos mismos expertos aseguran que es necesario actuar con celeridad, porque dentro de veinte años los esfuerzos serán escasos y excesivamente tardíos, puesto que las necesidades de asistencia sanitaria habrán desbordado ya los recursos disponibles.

Algunos científicos piensan que si en la actualidad no existen todavía fármacos eficaces y seguros no es tanto por incapacidad científica o escasez de conocimientos sino por una inversión inadecuada de los esfuerzos. De hecho, la investigación sobre la enfermedad avanzó notablemente a partir de 1978 en Estados Unidos, cuando se estrechó la cooperación y se sumaron los esfuerzos, incluidos los económicos, del National Institute on Aging, la Alzheimer's Association y algunos laboratorios farmacéuticos. Opinan también que los esfuerzos que se hagan en el terreno de la investigación básica necesitan ser multidisciplinares y contar con la colaboración de, entre otros, biólogos moleculares, especialistas en genética humana, epidemiología molecular, biología celular, biología del desarrollo y neurobiología, y en las nuevas disciplinas derivadas del conocimiento del genoma humano. Y no dudan en afirmar algo más: si se dedican la atención y los recursos necesarios, no es una quimera imaginar un mundo sin enfermedad de Alzheimer.

En tanto que ese futuro llega, en el presente quedan muchas dudas pendientes de resolver. Yo soy jurista, durante mi estancia en las instituciones de las que he formado parte he procurado garantizar cada día los derechos de los ciudadanos, por mi vinculación familiar con el Alzheimer he presentado ponencias y he participado en no pocas conferencias en las que he hablado sobre los derechos de estos enfermos, sobre su dignidad y su integridad como personas, pero en mi casa, en el día a día, se me presentan muchas dudas muy dolorosas y muchos interrogantes éticos a los que no sé cómo responder. ¿Cómo vamos a saber cuál es el momento adecuado para que José deje de estar en casa y le ingresemos en una institución? ¿Será esto un bien para él o es sólo un bien para nosotros? ¿Le vamos a poner una sonda nasogástrica o algún otro medio de alimentación artificial cuando deje de tragar los alimentos? ¿Nos veremos alguna vez en la necesidad de ponerle sujeciones físicas? ¿Cómo aceptar o rechazar la aplicación de algún tratamiento experimental? ¡Pero si sólo el hecho de iniciar el proceso de su incapacitación legal me ha costado horrores!

Es muy difícil para nosotros, los familiares de enfermos de Alzheimer, responder a este tipo de interrogantes. Pero aunque cada uno de nosotros deba hacerlo en su momento y esa responsabilidad nadie nos la puede ahorrar, creo que la existencia de una reflexión común y un marco ético consensuado por todos puede ayudarnos mucho en ese sentido.

A interrogantes parecidos se enfrentan muchos médicos cada día. Ellos dicen que es necesario desarrollar una nueva ética de la tercera edad, y, más en concreto, de los enfermos con demencia. Con ellos no cabe la amistad, ni la relación de confianza y mutuo entendimiento que cabe desear que exista entre un médico y su paciente, pero los profesionales de la medicina tienen que sobreponerse a la extrañeza que le causan este tipo de enfermos ya que, entre otras cosas, tienen la obligación ética de cuidarlos.

Esta ética tiene ahora importantes dudas planteadas. Por ejemplo, en una situación de recursos limitados como en la que nos encontramos, ¿qué tipo de inversión se debe priorizar, si es que no hay dinero para todo: la investigación cerebral o la asistencia paliativa y la ayuda a las familias?

Nuestra sociedad está organizada sobre la base de presuponer que cada ciudadano tiene autonomía, es decir, que es capaz de autodeterminarse y actuar, salvo excepciones, como la minoría de edad o la prueba de lo contrario. Es inevitable que cuando se asiste a un enfermo de Alzheimer, tarde o temprano, surjan problemas éticos y legales, porque a lo que afecta directamente la enfermedad es precisamente a la autonomía de la persona. El enfermo se convierte en vulnerable, dependiente e improductivo... pero sigue siendo una persona que merece todo el respeto y toda la consideración.

Aunque la mayoría de las personas lo desconocen, existe un modo de actuar con estos enfermos que está recogido en un articulado llamado «Directivas Fairhill sobre Ética del Cuidado de personas con enfermedad de Alzheimer». ¿Cómo se hicieron? En una primera fase, se reunieron mensualmente familiares de enfermos que cuidaban de ellos e incluso enfermos con demencia en grado leve. Las reuniones tenían como objetivo identificar y orientar aspectos éticos del cuidado. En una segunda fase, un grupo de profesionales formado por médicos, abogados, especialistas en bioética, enfermeros y administradores escuchó estas opiniones y las discutió con sus autores. El resultado fue fruto del consenso entre todos. Así se estipularon pautas de actuación para los profesionales y los cuidadores sobre cuestiones éticamente tan decisivas como decir la verdad sobre el diagnóstico, qué conductas son tolerables y cuáles no, etcétera. Quedaron al margen otras importantes, pero menos abordables por su naturaleza o por estar sujetas a decisiones políticas, como las relacionadas con la investigación o las relativas a los datos genéticos.

Desde luego que los familiares nos enfrentamos a cuestiones que son muy difíciles de resolver pero a veces los médicos tampoco lo tienen fácil. Hay cinco principios éticos fundamentales que rigen su actuación. El principio de beneficencia, que se concreta en que el médico debe perseguir el bienestar del enfermo y elegir la opción que le proporcione los mejores resultados, aunque lo haga desde su punto de vista y esto implique que, desde luego, pueda equivocarse. El principio de no maleficencia, es decir, la obligación de que sus actos no signifiquen un perjuicio: es obvio que algunos tratamientos tienen ciertos perjuicios (no hay medicina sin efectos secundarios), pero asumirlos depende del beneficio que proporcionen. El principio de la autonomía, que supone el respeto a las preferencias del paciente y que éste tiene derecho a aceptar o rechazar un tratamiento después de haber sido informado sobre las opciones posibles y lo que cada una de ellas supone, un criterio que ha ido ganando terreno progresivamente. El principio de justicia o equidad, es decir, distribuir de la mejor manera posible los recursos sanitarios de que disponemos, que obviamente no alcanzan para todo. Además, está el principio de integridad: todo ser humano tiene derecho a determinar lo que se haga con su cuerpo y con su mente, y a mantener su concepción moral. En este sentido, los tratos inhumanos y degradantes suponen un atentado a la integridad física, psíquica y moral de los enfermos. Y, por último, el principio de dignidad, de respeto a la persona en los diversos aspectos de su condición humana, tanto en el ejercicio de sus libertades como en la satisfacción de sus necesidades.

Pero lo que ocurre con el Alzheimer es que en su evolución llega un momento en que dos de estos principios básicos, el de autonomía y el de beneficencia, se vuelven incompatibles. En efecto, al comienzo de la enfermedad un paciente de este tipo todavía puede decidir sobre qué es lo que más le conviene pero progresivamente, y cuanto más se va acercando al final, ya no puede hacerlo. Sobre muy pocas cosas, quizá sobre ninguna, puede decidir. Tienen que ser los demás quienes decidan por él, así es que pasa a depender prácticamente por completo de la voluntad de otros. Y con una agravante: ¿cómo podemos saber si un enfermo está disconforme con algo si no nos lo puede hacer saber, si no puede comunicárnoslo? En los primeros estadíos de la enfermedad es posible que su nerviosismo, sus gritos, o algunas otras manifestaciones del lenguaje no verbal nos indiquen que hay algo que no marcha bien. Luego, poco a poco, estas interpretaciones se van haciendo más y más difíciles.

Por eso, al margen de lo que él pueda expresar o no, hemos de saber que, por parte de los cuidadores, hay algunas formas de actuar que son positivas mientras que otras resultan negativas por completo. Las positivas son las que se hacen con el propósito de mitigar su incapacidad y hacerla más tolerable, las que intentan resaltar y dar significado a lo que hace, por poco que sea, todo lo que signifique reconocimiento y valoración de sus actuaciones. Por el contrario es negativo todo lo que desanime sus posibilidades de acción, lo que traicione sus ideas, gustos y principios, lo que trate de infantilizarlo, intimidarlo, estigmatizarlo, ignorarlo, excluirlo, no respetar la lentitud de su ritmo, burlarse de él, devaluarlo. Este tipo de actitudes lo desmoralizan y perjudican las capacidades que aún le quedan. El que recurre sobre todo a ellas es un mal cuidador, aunque la mayor parte de las veces no haya maldad ni malas intenciones en ello, sino falta de conocimientos y habilidades. O desesperación. Yo he gritado a José Antonio. Le he dicho cosas horribles de las que me he arrepentido luego enormemente y que me duelen profundamente cuando las recuerdo. He llegado a gritarle que deseaba que muriese, que no podía estar con él ni un minuto más. Mis compañeros de la Asociación de Familiares de Enfermos de Alzheimer me han contado muchas otras situaciones similares... Bueno, no creo que debamos lacerarnos una y otra vez por ello. Es demasiada la presión a la que el Alzheimer nos somete. Sólo conocer la enfermedad en profundidad, estar bien informados y moralmente armados pueden prevenir hechos tan desagradables como éstos.

Hay otros muchos aspectos que suponen un desafío ético para todos nosotros. Encontré una magnífica exposición de algunos de ellos en uno de los capítulos de *Alzheimer XXI: ciencia y sociedad,* dirigido por los doctores José Manuel y Pablo Martínez Lage y Zaven S. Khachaturian. Lo que sigue es un resumen de sus enseñanzas y de las reflexiones de algunas de las personas que han hecho del Alzheimer una de sus principales preocupaciones.

Si me pidieran que enumerara las cuestiones que salen a nuestro paso, que necesariamente, tarde o temprano, tenemos que afrontar y que, sin embargo, nos lanzan de cabeza a un mar de dudas que a veces está a punto de ahogarnos, mencionaría al menos una decena de ellas. Y eso sin ánimo de ser exhaustiva, pues el derecho y los valores que se imponen en nuestro mundo suelen ir casi siempre por detrás de la realidad y de la práctica social. Atendiendo a su orden de aparición, es decir, al momento en que el enfermo o nosotros, que somos sus cuidadores, o incluso los médicos que lo atienden deben dar una respuesta, creo que la primera de ellas sería la peliaguda cuestión de la revelación del diagnóstico.

La ley lo dice con bastante nitidez: «Todo enfermo tiene derecho a que se le dé en términos comprensibles, a él y a sus familiares o allegados, información completa y continuada, verbal y escrita, sobre su proceso, incluyendo diagnóstico, pronóstico y alternativas de tratamiento.» Es especialmente importante para un enfermo de Alzheimer conocer su diagnóstico lo antes posible tanto por razones de tratamiento, como para que pueda hacer disposiciones sobre su futuro. ¿Pero qué hacer en los casos de personas que no quieren saber sobre la enfermedad o que no quieren que lo sepan sus familiares? Se dice que en estos casos el médico debe intentar una solución negociada. Pero si no lo consigue, más adelante llegará un momento en el que, en cualquier caso, se podrá ver obligado a informar a los familiares: por ejemplo, cuando del desconocimiento puedan derivarse situaciones de riesgo o incluso lo requiera el propio interés del paciente.

Otra de esas cuestiones peliagudas sobre las que más se está polemizando ahora es la realización de pruebas genéticas. Es ésta una cuestión muy, muy delicada. Hoy se sabe que hay tres mutaciones genéticas que tienen una relación clara con la enfermedad y que se encuentran en los cromosomas 1, 14 y 21. Su presencia puede dar lugar a un tipo de Alzheimer que se manifiesta antes de que la persona haya cumplido 60 años. Y se puede determinar con relativa facilidad la presencia de estos genes en cualquier persona que quiera o decida someterse a un análisis. Pero las preguntas que se plantean no son nada fáciles de resolver: ¿a qué pacientes y con qué propósito es éticamente aceptable la utilización de pruebas genéticas en relación con la posible enfermedad de Alzheimer? ¿Cómo se debe responder cuando una persona pide que le hagan este tipo de pruebas? ¿Qué criterio se debe utilizar para revelar los resultados teniendo en cuenta la posibilidad de discriminación que de ellos pueda derivarse?

Ya hay alguna enfermedad degenerativa, en concreto la enfermedad de Huntington, en las que este tipo de pruebas vienen haciéndose. Pero es que en el caso del Alzheimer se presentan algunas dificultades añadidas que generan bastante polémica y no acaban de decidir a los expertos. Por ejemplo: el hecho de que se obtenga un resultado negativo respecto a una mutación concreta de un gen determinado no implica que la persona no vaya a padecer la enfermedad con total seguridad. Además, puede haber otros tipos de mutaciones dentro del mismo gen que todavía no han sido diagnosticadas. Por otro lado, el valor de predicción de un resultado positivo también es limitado ya que puede que, pese a todo, por la acción de otro tipo de factores la enfermedad no se desarrolle.

Los expertos creen que con este tipo de pruebas puede llegar a crearse entre enfermos y familiares una ansiedad excesiva e innecesaria. Personas que tengan fallos leves de memoria podrían llegar a atribuirlos a la presencia de la enfermedad sin que esto fuera así. Y hay otro problema gravísimo: el peligro de que las compañías de seguros, las empresas o quien sea puedan hacerse con esta información y acaben por discriminar a este grupo de personas al considerar que tienen una mayor probabilidad de desarrollar la enfermedad.

Los gobiernos deben legislar para evitar discriminaciones basadas en estas cuestiones y garantizar que los asegurados estén eximidos de la obligatoriedad de informar de los resultados de las pruebas genéticas y que bajo ninguna circunstancia pueda llegar a ser obligatorio someterse a estas pruebas.

Pero el debate continúa abierto. En junio de 2002 el equipo médico de la Unidad de Memoria y Alzheimer del Hospital Clínico de Barcelona notificó a la mitad de los miembros sanos de una familia con antecedentes de varios de sus miembros que habían desarrollado la enfermedad antes de los 65 años, que también ellos la sufrirían en el futuro. El hospital barcelonés había impulsado un año antes un plan pionero en Europa, llamado Programa de Información y Consejo Genético (PICOGEN), para determinar las mutaciones genéticas de pacientes con antecedentes familiares. El equipo de neurólogos, coordinados por Rafael Blesa, hicieron un llamamiento a personas que tuvieran en su familia a dos personas que hubieran desarrollado Alzheimer antes de los 65 años y que quisieran conocer sus posibilidades de padecerlo. Recibieron un centenar de peticiones y a finales de 2001 iniciaron estudios genéticos a diez familias.

Según sus mentores, el PICOGEN garantiza la total confidencialidad de sus datos, la ayuda psicológica a la persona que se somete a los estudios de ADN y que su margen de error es 0 (¿pero es que puede haber algo con una certeza del 100 por 100). Pero el anuncio de los primeros resultados volvió a desatar la misma polémica: ¿tiene sentido que una persona sana conozca que va a padecer una enfermedad incurable no se sabe muy bien cuándo?, ¿es ético?, ¿es contraproducente? ¿aguantará el afectado la ansiedad? La respuesta no es simple y, según los expertos, depende mucho de cada caso —es decir, de las características y circunstancias de cada persona— y de cómo se revele la información. En ciertas situaciones destapar el secreto puede tener un efecto beneficioso y ofrecer ventajas a la hora de planificar decisiones vitales, como tener hijos, elegir un trabajo o programar la asistencia cuando la sentencia se cumpla y aparezcan los primeros síntomas de la patología. Pero es de vital importancia que el diagnóstico predictivo forme parte de un programa integral de consejo genético. Es decir, que el individuo no sea abandonado a su suerte después de conocer el resultado y se le garantice que va a recibir apoyo psicológico y un asesoramiento médico y genético por parte de un equipo entrenado de especialistas, y por mucho tiempo. Al menos hasta que desarrolle la patología, en el caso de que el diagnóstico sea positivo, y hasta que lo necesite, si la respuesta es negativa. ¿Por qué? Porque saber que uno no va a sufrir la enfermedad pero que otros miembros de su familia sí puede generar un sentimiento de culpa que también precise de ayuda psicológica. Y un dato más que hay que tener en cuenta: en muchas ocasiones, la ansiedad que genera la incertidumbre puede ser mayor que la que surge ante un diagnóstico positivo.

En todo caso, este tipo de pruebas genéticas sólo es útil para el 2 o el 3 por 100 de casos de Alzheimer, aquéllos en que la demencia es claramente hereditaria, y esto sólo se produce cuando ha habido varias generaciones con antecedentes de Alzheimer.

Una vez superada la fase del diagnóstico, y conforme el mal avanza, puede darse otra situación comprometida: que el enfermo de Alzheimer rechace ser sometido a una intervención quirúrgica o a una tratamiento que se cree puede serle beneficioso sin que nadie pueda estar seguro de que está en plena capacidad de adoptar una decisión así. De hecho, se entiende que para que pueda existir un consentimiento informado el enfermo no debe padecer una alteración de sus funciones psíquicas que repercuta en sus habilidades para tomar una decisión. Aunque hay criterios médicos establecidos para valorar cuándo sucede esto o cuándo no, no siempre es fácil saberlo cuando se está en presencia de un enfermo de Alzheimer, pues las formas de evolución y las manifestaciones de la enfermedad pueden ser distintas.

No menos delicada que el internamiento no voluntario en un hospital o en una residencia. El Código Civil español lo justifica «por razón de trastorno psíquico de una persona cuando no esté en condiciones de decidirlo por sí» (artículo 763 de la Ley de Enjuiciamiento Civil). Hace falta la autorización previa de un juez salvo caso de urgencia, en cuyo caso el facultativo que lo indica tiene la obligación de comunicarlo al juez lo antes posible y en un plazo máximo de veinticuatro horas. Una vez autorizado el internamiento, hay que informar periódicamente al juzgado de su mantenimiento y del alta, si procede. El plazo para los informes periódicos es de seis meses, salvo que el juez lo estime inferior. El mismo criterio vale para el hospital, la residencia o para cualquier otro tipo de institución. Antonio Martínez Maroto, en un libro que ha editado la Asociación sobre temas jurídicos relacionados con la enfermedad de Alzheimer y otras demencias dice: «A nivel práctico la mayor parte de los internamientos involuntarios se van a formalizar directamente sin esperar el proceso de incapacitación y el nombramiento de tutor o curador. Debe el director del centro poner el hecho en conocimiento del juez en el plazo preceptivo. Todo ello siempre que no acompañen al internamiento hechos ostensibles y manifiestos de no aceptación del mismo, en cuyo caso no es recomendable el ingreso o en todo caso debería hacerse condicionado a la visita del juez, al cual procedería hacerle una notificación específica, manifestando las dudas sobre la legalidad del ingreso.

»Por otro lado, los internamientos de urgencia están reservados mayoritariamente a los establecimientos psicogeriátricos, aunque también pueden afectar a enfermos de Alzheimer en estadíos avanzados y sin personas que les cuiden. En dichos ingresos, directamente ordenados por el facultativo médico, hay que poner especial cuidado. En la regulación actual, como en la anterior, se exige ponerlo en conocimiento del juez en el plazo de 24 horas. El juez, y esto es novedad, tiene que manifestarse sobre la conveniencia o inconveniencia del ingreso en el plazo de 72 horas.»

En mi caso, el tema del internamiento es el que más dudas me plantea y una de las cuestiones a la que suelo dar más vueltas. Porque pienso: ¿llega algún momento en que realmente es una necesidad imperiosa?, ¿hay que ingresarlos o no hay que ingresarlos?, porque hay factores a favor y en contra. Es verdad que la incontinencia, la agresividad, el deambuleo provocan mucho estrés a las familias, pero ¿qué entendemos por necesidad imperiosa?, ¿qué beneficios reporta el internamiento?, ¿qué perjuicios trae consigo? Yo, en este sentido, soy una privilegiada porque tengo un núcleo de atención familiar que puede ocuparse perfectamente de mi marido y podemos evitar la institucionalización. Mi casa es muy grande, he podido adaptarla a las necesidades de José Antonio, disponemos de medios económicos para pagar a sus cuidadores... Pero ésta no es la situación de la mayoría de las familias.

Sobre todo a través de la Asociación he conocido casos sangrantes. Familias tan faltas de espacio que los enfermos tenían que convivir en la misma habitación con jóvenes estudiantes; otras, en las que no hay dinero para pagar un cuidador y alguno de sus miembros tiene que dejar de trabajar para poder hacerse cargo del enfermo lo cual supone, además, un quebranto económico terrible para todo el conjunto; viviendas de 60 metros cuadrados ocupadas por tres personas y un anciano que no deja de deambular... Pero también he conocido casos en los que la institucionalización del enfermo ha supuesto que éste iniciara una veloz carrera hacia la muerte. ¿Cómo puede uno resolver, sin desgarrarse, este dilema?

¿Y qué me dicen del empleo de sujeciones mecánicas? Hay momentos en que no queda otra alternativa que utilizarlas, cuando un enfermo de Alzheimer está agitado o violento. Pero nunca deben ser un fin en sí sino un medio transitorio en tanto se consiguen aplicar otros medios, y deben utilizarse por el bien o el interés del enfermo, dado su estado, y no en el interés de otros. En los centros médicos su uso siempre debe quedar documentado, expresando las razones que lo motivan, la hora de inicio y fin. Y amparado en el marco del ingreso no voluntario. Si no es así, estas sujeciones son un atentado a la autonomía y a la dignidad de la persona. O sea: éticamente reprobables, y, además, ilegales. Debo decir que la visión de mi marido en la cama del hospital de Puerta de Hierro, sujeto a la cama por los brazos, después de que por la noche hubiera huido de casa mientras yo dormía, causó en mi un fuerte impacto. ¿Cabe mayor despersonalización y pérdida de autonomía? Nunca antes ni después ha tenido sujeciones mecánicas.

Sé que hay familias y centros que superados por las circunstancias recurren a ellas cuando no debieran, e incurren también en otras prácticas no menos lamentables: encierros, golpes, desprotección... De hecho, todos los estudios que se han realizado, y así lo indica también la práctica, muestran que un enfermo de Alzheimer corre más riesgo de ser maltratado que un anciano no enfermo u otro tipo de discapacitado que no sea víctima de una demencia. Y todos sabemos que los malos tratos pueden ser de muy diverso tipo: psicológicos (gritos, insultos, amenazas, intimidaciones, aislamiento, retirada de la seguridad y del afecto), físicos (golpes, carencias en el cuidado personal, falta de alimentación, de asistencia médica, de supervisión), materiales (robo o mal uso del dinero o de sus propiedades), abusos sexuales, violación de derechos individuales (como que al enfermo se le impidan las visitas, se vea forzado a abandonar su casa o a cambiar de residencia)...

Aunque estas vejaciones pueden llegar a ocurrir en centros o residencias en las que estén ingresados, lo más frecuente es que se produzcan en el propio hogar y los protagonicen familiares desbordados por la situación, que carecen del amor, la paciencia y los conocimientos necesarios para cuidar a estos enfermos. También podrían incurrir en ellos los cuidadores profesionales a domicilio. Un problema añadido es que a veces son difíciles de detectar y pueden convertir la vida del enfermo en un auténtico infierno.

Antes de que llegue a ese punto en que el enfermo está totalmente a merced del mejor o peor modo de hacer de quienes lo cuidan tiene la posibilidad de tomar sus propias decisiones sobre cómo quiere que se desarrolle ese futuro, al menos sobre algunas cuestiones cruciales. Es lo que se consigue mediante la llamada autotutela, por la cual una persona que por edad o por enfermedad prevea que va a ser declarado incapaz, puede nombrar en escritura pública a quién quiere que sea su tutor, o decidir también quién no quiere que se ocupe de esa responsabilidad.

He dicho en algunas intervenciones que el interesado debe designar y regular su propia tutela mientras esté capacitado, para, en el caso de que llegara a no estarlo, tuviera grandes ventajas, porque nadie mejor que uno mismo para elegir a las personas en las que confiar para que cuiden de su persona y administren su patrimonio; pero presenta algunos problemas técnicos, no menores, como es la adecuada publicidad. En realidad, se impone una modificación del Código Civil, en la línea marcada por la ley catalana de 11 de mayo de 1996, que faculta a las personas con capacidad de obrar para designar tutores y curadores para ellas mismas en previsión de que puedan ser declaradas incapaces.

Esta disposición de autotutela tiene carácter vinculante para el juez que haya de constituir la tutela y, además, debe realizarse en escritura pública ante notario, quien lo pondrá en conocimiento del registro de nombramientos Tutelares no Testamentarios.

Cuestión distinta, al estar referida al ámbito sanitario, es el llamado testamento vital, voluntades anticipadas o instrucciones previas, que como ha dicho el magistrado del Tribunal Supremo, Martínez Paredes, es una declaración escrita, en previsión de una eventual situación de incapacidad de la persona que por su estado de condición terminal o coma irreversible ordena tanto a sus propios familiares como a sus médicos futuros que el tratamiento que haya que utilizar sea extraordinario o desproporcionado deberá ser rehusado o terminado.

Es cierto que los avances de la medicina y la tecnología médica han llevado a la sociedad a plantearse el dilema de qué hacer cuando un enfermo se encuentra ante una situación terminal y sin capacidad de decisión, pues, según en qué circunstancias, la ciencia permite prolongar artificialmente su vida durante mucho tiempo mediante procesos que pueden ser muy invasivos. Estas figuras pretenden evitar lo que se ha llamado «encarnizamiento terapeútico». En definitiva, el testamento vital o voluntades anticipadas concretan los derechos básicos de los usuarios de la Sanidad, como son la autodeterminación y el consentimiento informado.

Varias son las Comunidades Autónomas que han regulado esta figura, como Cataluña, Galicia, Madrid, Aragón, Navarra, Extremadura, Rioja y, últimamente, la Comunidad Valenciana. También la ley del 14 de noviembre de 2002 sobre autonomía del paciente y derechos y obligaciones en materia de información clínica recoge en varios preceptos este derecho; pero se debe dar un paso más en su desarrollo porque existen no pocos inconvenientes que deberán ser resueltos en el futuro. Se plantea, por ejemplo, la dificultad de tener plena garantía de que la persona, cuando las adopta, sea realmente competente. O que las instrucciones sean interpretadas correctamente, bien porque las situaciones ante las que se encuentra el enfermo sean muy distintas a las previstas, bien porque los familiares adopten decisiones muy diferentes a las que él hubiera tomado estando en plenas facultades, o porque las directrices estén basadas en tratamientos que se han dejado de utilizar o han cambiado sustancialmente.

Desde luego, resulta muy difícil anticipar cómo va a sentirse uno cuando enferme. Incluso los médicos tienen la impresión de que los enfermos, en esas circunstancias, y presos quizá de la desesperación, piden tratamientos más agresivos que las personas sanas. Ocurre también que la enfermedad puede producir cambios en la personalidad del enfermo, lo que altera su funcionamiento mental e incluso un cambio en el sistema de valores que conlleva adoptar decisiones diferentes a las que él había tomado inicialmente. Los doctores Calcedo Ordóñez y Calcedo Barba han realizado una estupenda reflexión sobre todo esto en *Alzheimer XXI: ciencia y sociedad.*

Existen además los llamados poderes de autoprotección, que consisten en que el enfermo otorgue un poder notarial en el que se especifiquen determinadas instrucciones para el futuro. No existe en la legislación estatal una figura legal que regule esta posibilidad, aunque el hecho de que sea realizada ante notario le concede un valor importante que ha de ser admitido o rechazado por un juez.

Sí se está aplicando ya en España lo que se conoce como renta vitalicia, que es el derecho que tiene una persona a percibir una cantidad de dinero, de manera periódica, mientras viva, a cambio de la enajenación de un bien mueble o inmueble. Se firma un contrato por el cual cuando el enfermo fallezca se cede una propiedad a una entidad financiera que, mientras tanto, le procura una renta periódica. El denominado vitalicio es una fórmula bastante parecida a ésta. En ella, el enfermo se compromete a transmitir la propiedad de un bien mueble o inmueble o de un capital a una persona que, a cambio, se compromete a alimentarlo y cuidarlo cuando sea necesario y hasta el final de sus días. No hay una renta mensual establecida sino que la contraprestación que se recibe es la asistencia y los cuidados.

Otra fórmula posible son las sociedades de responsabilidad limitada que están muy bien diseñadas para la protección del patrimonio familiar.

Pero estas fórmulas son algo complejas y escapan a las capacidades y el conocimiento de la mayoría de las familias que, como la nuestra, cuentan con un enfermo o una persona discapacitada. Con el ánimo de ser útil socialmente y de contribuir al alivio de este tipo de problemas, la Fundación Aequitas, que es la Fundación del Consejo General Notariado, de la que soy miembro, tuvo la iniciativa hace un par de años, alentada también por la Fundación ONCE, de elaborar y promover el llamado Estatuto Patrimonial del Discapacitado. Una comisión, liderada por Juan José López Burniol, notario de Barcelona, quien se puso manos a la obra y redactó un documento que pretende garantizar la protección de toda persona incapacitada allí donde el Estado —que es el principal responsable— no pueda llegar y de tal manera que las familias que asuman esta responsabilidad sean compensadas fiscalmente por el esfuerzo que realizan. ¿Y cómo se respaldaría económicamente esta protección? Con la asignación de un patrimonio especialmente protegido que estaría integrado por los bienes que se adscriben exclusivamente a la satisfacción de las necesidades económicas de la persona discapacitada y que sería administrado familiar o institucionalmente en su beneficio.

La propuesta ha sido muy bien acogida e incluso puede que no pase mucho tiempo antes de que sea adoptada —si no es exactamente ésta, una similar— por los legisladores. Y tiene una ventaja: para acogerse a ella bastaría con tener una minusvalía psíquica igual o superior al 33 por 100, o una física o sensorial igual o superior al 65 por 100. Es decir, no sería necesario que la persona fuera incapacitada legalmente, un procedimiento legal que a los familiares nos cuesta mucho afrontar.

Hace algunos meses he comenzado el proceso de incapacitación de José Antonio. Aunque yo misma soy jurista y entiendo y comparto el alcance del trámite y sé que es necesario y fundamental en este tipo de casos me ha costado mucho dar el paso, y, como yo, somos muchas las familias que no han iniciado este trámite, que es absolutamente necesario.

La incapacitación es el reconocimiento, por parte de un juez, de la imposibilidad de obrar que tiene una persona. Es, por así decirlo, la muerte civil de la persona. Para alcanzarla hay que instruir un procedimiento judicial de carácter contencioso, lo que obliga a quien promueve la incapacitación —por lo general, un familiar del enfermo— a dirigir una demanda o denuncia contra su propio familiar. Aunque esto no es más que una cuestión formal que sólo busca que se adopte legalmente un sistema de protección especial para esa persona, no es de extrañar que a casi nadie le agrade dar semejante paso.

En el mismo proceso en el que se incapacita a la persona

se nombra su tutor, es decir, se establece quién vela y cuida de la persona y de los bienes del incapacitado, siempre bajo la supervisión de un juez. Pero otro de los problemas añadidos es que todo este proceso puede prolongarse meses; a veces, más de un año. Creo que, a todas luces, esta cuestión no está bien resuelta por nuestra ley.

Otro tipo de problemas no menos complejos son los que se desatan cuando llegamos a los últimos escalones de la enfermedad. La pregunta nos la hacemos todos en algún momento, o incluso con frecuencia, cuando vemos que nuestro familiar entra en una fase de grave deterioro. ¿Qué sentido tiene prolongar la vida si inevitablemente ha de entrarse en una espiral que acaba en la muerte? Pero los especialistas no están seguros de a partir de qué punto puede considerarse que un enfermo de Alzheimer ha entrado en una fase terminal. Además, un problema añadido es que mientras que en otras enfermedades, como el cáncer, la situación puede resolverse en días, hay enfermos con este tipo de demencia que permanecen en coma vigil durante meses o incluso años.

Llegados a este punto, hay dos cuestiones especialmente delicadas, que pueden incidir mucho en el desenlace de la enfermedad o en el bienestar o malestar del enfermo: la administración de antibióticos y la alimentación artificial.

La causa más frecuente de muerte de estas personas es la bronconeumonía, pero no siempre que ésta se produce en un enfermo con demencia se puede asegurar que se va a producir su muerte. En la administración de antibióticos se debe valorar la gravedad de la situación y la forma de administración. En algunos casos, si se suministran por vía oral no suponen un gran estrés o incomodidad para el enfermo y pueden solucionar una infección que no es necesariamente mortal. Pero suele ocurrir que en casos de infecciones generalizadas haga falta administrarlos por vía intravenosa y de forma continua. En estos casos la decisión es mucho más delicada, pues suelen empeorar la calidad de vida del enfermo y causarle serias molestias.

Tanto o más conflictiva puede resultar la alimentación por vía artificial. En la fase terminal, el enfermo se niega a abrir la boca o pierde su capacidad para deglutir la comida. Entonces se puede recurrir a la alimentación por vía nasogástrica, realizar una gastrostomía o recurrir a la vía intravenosa. Estos procedimientos resultan muy incómodos para el enfermo. En estos casos, los especialistas sostienen que se puede mantener como válido el argumento de que aquél ha entrado en una fase terminal y que cualquier intento por alimentarlo lo único que va a hacer es retrasar la evolución natural, que es la muerte en pocos días. Por ello, la decisión de retirar la alimentación y la hidratación por sonda podría ser una decisión lícita, pero que plantea un problema importante e interrogantes éticos desde el punto de vista cultural y emocional.

Dudas lacerantes que algún día tendremos que resolver. Llegará el momento en que nos encontremos al pie de su cama, mirándole, sin más tiempo para aplazar la difícil respuesta. Hablo en plural porque estas decisiones las tendremos que tomar, de forma conjunta, mis hijos y yo. Además, nuestro deber es resolverlas no desde lo que cada uno de nosotros piense, sino desde lo que creamos que respondería José Antonio. ¡Que Dios nos ayude!

Capítulo X

La asociación

Ha pasado casi un año desde que comencé a escribir las primeras páginas de este libro. En ese tiempo, José ha dado un cambio impresionante. A peor, claro. Presiento que se está acercando el momento en que quede postrado en la cama.

Hemos vuelto a reordenar su habitación. La cama ahora es automática, sube y baja con un motor, para facilitar todas las operaciones de cambio de posturas y demás cuidados. Además, es allí donde empieza a hacer los primeros ejercicios de rehabilitación con Eva, una joven fisioterapeuta llena de cariño que está trabajando con sus articulaciones, para que no se le queden rígidas. Es la última incorporación al equipo de cuidados de José.

Yo tampoco soy la misma. Soy otra diferente, con otros registros. Entonces, hace un año, era una persona temerosa que acababa de cerrar una importante etapa en su vida profesional y se enfrentaba a un futuro incierto con no pocos temores. ¡A mí, que me dicen que voy por la vida como Juan Sin Miedo! Tenía que vérmelas conmigo misma y redefinir mis espacios, mis nuevas áreas de influencia. Dicho así puede parecer presuntuoso, pero no estoy hablando del cetro de ningún emperador, ni de las carteras de ningún ministro, sino de ese espacio personal sobre el que cada uno mandamos, tejemos nuestros afectos y el sentido de lo que somos. El reino de lo cotidiano. De ese tipo de poder estoy hablando.

Y la persona que hoy escribe estas palabras está mucho más próxima a la Margarita que siempre ha sido en el fondo, la que estaba tapada por la actividad incesante y los brillos de las responsabilidades políticas y el currículo profesional, una persona más vulnerable y necesitada de apoyo que la que aparece en la superficie. Una Margarita a la que pocos conocen.

He aprendido, estoy aprendiendo todavía, a vivir y a estar con las pequeñas cosas que me rodean, que para nada son tan pequeñas, y que constituyen mi vida cada día. Y el Alzheimer ha sido en gran parte mi maestro. El que me ha enseñado a valorarme a mí misma, a mi marido y a todo lo que tengo de otra manera. A mirar desde una perspectiva más humana, más a la medida de las personas. Una medida paradójica porque hoy sé que somos, al mismo tiempo, mucho más pequeños y mucho más grandes de lo que por lo general pensamos.

Aunque hayan dado sus frutos positivos, todas estas enseñanzas han sido muy amargas. Sin embargo, cuando miro hacia atrás no lo hago con ira, sino con una sonrisa entreverada de cierto escepticismo. Y con mucha más ilusión que ayer por hacer cosas nuevas. No pienso en grandes responsabilidades sino en cosas que me sirvan a mí misma y que puedan servir a los demás para hacer la vida más llevadera. Lo que yo llamo un altruismo práctico. Y es por eso mismo por lo que, pese a lo doloroso que a veces resulta, estoy acabando de escribir estas páginas y por lo que me siento más próxima y participo más que nunca en la asociación. Hablo de la Asociación de Familiares de Enfermos de Alzheimer de Madrid (AFAL), de la que soy vicepresidenta.

La primera persona que me habló de la conveniencia de acudir a una asociación fue el doctor Carbonell, el psiquiatra al que me aconsejó visitar mi amiga la doctora Martínez, y el primero que intuyó que José Antonio tenía Alzheimer. Es curioso que sean precisamente los médicos los que te aconsejen acudir a una organización de este tipo. Ellos conocen mejor que nadie las limitaciones de la ciencia, las investigaciones, los tratamientos y la precaria red institucional que atiende estos casos. Y todos ellos se sienten impotentes a la hora de responder a la pregunta angustiada que les plantean todos los familiares apenas conocen el diagnóstico de la enfermedad: «Y ahora, ¿qué hacemos?» Ya he contado que yo sentía que estaba en medio de una selva irrespirable con vegetación tan espesa y asfixiante que no podía avanzar ni ver siquiera hacia qué dirección tenía que encaminar mis pasos. Y pensaba: «Ojalá que hubiera alguien que pudiera contarme cómo son las cosas, qué es lo que tengo que hacer y que me facilitase la situación.» Pues bien, lo había.

La primera oficina a la que me acerqué fue a la Fundación Alzheimer España, de la que me había hablado uno de mis médicos. Un grupo interesantísimo muy preocupado por promover la investigación y los conocimientos sobre la enfermedad y al que están vinculados un plantel de especialistas de renombre. Cuando llegué allí sabían perfectamente quién era, pues el doctor Carbonell les había hablado de mi caso. Me recibieron con los brazos abiertos y un tacto exquisito, me informaron sobre las actividades de la fundación y me propusieron que acudiera a una de las reuniones de grupos de familiares que próximamente se celebrarían. Pero a mí nunca me han gustado las reuniones y las terapias de ese tipo. No tenía ninguna gana de contarle a nadie mis penas ni de escuchar las penas de los demás. Además, me imaginaba perfectamente lo que sucedería: allí habría hermanos, sobrinos, hijos, esposas, maridos cuyos enfermos tendrían poco más o menos 70 u 80 años y que volverían, sorprendidos y aterrorizados, sus cabezas sobre mí al saber que en mi caso no era ningún anciano el que estaba enfermo, sino un hombre de 56 años a quien el Alzheimer había golpeado en la plenitud de su vida familiar y profesional. No, por nada del mundo quería verme en una situación como ésa. «¡Qué horror!, pero ¿cómo es eso posible?», me dirían. «Pues sí, tan posible», contestaría yo. Y otra vez vuelta a explicar lo que ya había explicado tantas veces... No, yo no quería eso. Así es que no encontré que aquella Fundación pudiera ofrecerme lo que yo andaba buscando: una información y una ayuda mucho más prácticas. Ideas y respuestas concretas a problemas concretos. Quizá yo sea muy impaciente. Quería encontrarme con un equipo solidario que me ayudara y me diera respuestas. Y también, quizá por primera vez en la vida, no quería notoriedad. No tardé en darme cuenta de que aquel sitio no se ajustaba a lo que yo andaba buscando.

Entre toda la información y todas las revistas y artículos que tanto mis amigos como yo íbamos recopilando, llegó un día a mis manos el nombre y el número de teléfono de otra entidad: la Asociación de Familiares de Enfermos de Alzheimer. Telefoneé para saber en qué momento podían atenderme. Pocos días más tarde me encontraba en un modesto local de la calle Fuencarral, en pleno centro de Madrid. Desde luego, sólo por el aspecto exterior uno podía darse cuenta de que aquélla era una asociación a la medida de la gente de la calle. Era un local en un cuarto piso, pequeño, al que se subía en un ascensor viejo y cochambroso, de ésos en los que subes o bajas conteniendo la respiración y rogando que no sea precisamente ése el momento que elijan para venirse abajo. Cuando entré en aquel lugar vinieron a mi cabeza imágenes de aquellos humildes hogares de los años cincuenta, con asientos desfondados y muebles paupérrimos cuya única misión era cumplir sencillamente con la función que quien los hizo les había asignado. Nada de decoraciones ni de estilos. Me recibió una amabilísima asistente social que me habló de las actividades de la asociación y me proporcionó varias revistas con contenidos prácticos que me resultaron de gran utilidad y me dieron unas ideas que no tenía: cómo podía hablar con mi marido para que me entendiera mejor, qué actividades podía hacer con él, cómo podía preparar la casa... La revista se llamaba *Alzheimer*, y hoy sigue siendo la cabecera que edita trimestralmente AFAL. Si lo deseaba, en otra reunión más detallada, otra persona podría hablarme de los recursos sociales existentes, de las actividades y las terapias posibles, y, si lo necesitaba, también podría recibir apoyo psicológico por parte de un especialista. Asimismo me ofrecían la posibilidad de integrarme en uno de los grupos de familiares que cada quince días se reunían en distintas zonas de la ciudad para intercambiar experiencias y apoyarse mutuamente. Grupos GAMA, se llamaban, y todavía se llaman. Además, me informarían puntualmente de los cursos, talleres y otras actividades que se organizaban por si pudieran interesarme.

Para acceder a todo ello bastaba con asociarse y pagar una mínima cuota anual. No dudé en hacerlo y salí de allí bastante reconfortada, con la impresión de que, por fin, había dado con algo que realmente me podía ayudar y aclarar el panorama. Además, la persona con la que hablé me causó una magnífica impresión. No había duda de que habría dado esa misma información a centenares de personas. Los mismos datos o parecidos cada mes, cada semana y cada día. Pero sentí que hablaba conmigo como si fuera la primera persona con quien lo hacía, con una calidez y una dedicación que me hacían sentir una persona reconocida en su individualidad y sus necesidades.

Aquella intuición era acertada. Con la perspectiva de los años que han transcurrido desde entonces, seis aproximadamente, sé que aquél es uno de los pasos más acertados que he dado en mi vida y que difícilmente hubiera podido encontrar en ningún otro lugar a un grupo de personas tan entregadas a los suyos y a los demás, cuyo ejemplo me ha iluminado el camino y me ha dado ánimos, y de las que me he podido sentir tan cerca como de pocas otras. Al fin y al cabo, han pasado o están pasando por lo mismo que yo, han vivido situaciones parecidas, han conocido miedos similares y han necesitado y necesitan también del apoyo y el consejo de los demás. Gentes como Blanca Clavijo, Marga Ventura o Pilar Cabrer, cuyas madres han padecido o padecen aún esta dura enfermedad. O como Santiago, el médico y homeópata de la asociación, siempre dispuesto a responder o acudir donde haga falta —no importa la hora que sea— y que ha curado con sus sabios consejos decenas de escaras de los enfermos de la asociación. O como los miembros del equipo técnico, que aunque quizá no hayan vivido en carne propia el zarpazo del Alzheimer, hoy saben como nadie lo que significa convivir con él: Eva López, la trabajadora social; David Losada, Manuel Nevado, Virginia Silvia y Sonia Bermejo, los psicólogos; y María Jesús Morala, la responsable de la revista y del área de comunicación. «Tu enfermo cuenta contigo, tú cuentas con nosotros», reza el lema de AFAL. Y hay que haber estado perdido en esa selva asfixiante sin saber hacia dónde encaminar tus pasos y superado por los acontecimientos, la frustración y el dolor para saber lo que eso significa.

En los últimos meses me he aproximado mucho más a algunas de estas personas, en parte porque dispongo de algo más de tiempo que antes y en parte también porque, como decía, está saliendo a la luz una Margarita más dispuesta a valorar las pequeñas cosas y a aprender de ellas. Y, por ejemplo, lo que he podido aprender de gente como Marga Ventura no está escrito en los libros. Hace un lustro largo que su madre, de 86 años y enferma desde hace unos veinte, sólo sale de la cama cuando la levantan a pulso para ducharla o llevarla al servicio. Ya no puede dar ni un solo paso, pero nadie que vea el estado y la piel de esa mujer podría decir que lleva en cama tantísimo tiempo. Ni siquiera un año, se pensaría. Envuelta cada articulación y cada zona sensible del cuerpo en borreguito, para que la presión constante que ejerce su peso sobre el colchón —por supuesto que es de aire, pero ni siquiera eso basta— no pudran y agrieten su carne, perfectamente protegida y cuidada la piel gracias al uso constante de una crema superhidratante con vitamina E, y alimentada cuidadosa y equilibradamente según unas pautas que son anotadas en una hoja de control semanal, la buena mujer parece estar durmiendo un sueño plácido del que en cualquier momento pudiera despertar. Aunque ya no despertará nunca: hace años que ni siquiera abre los ojos, ni puede gesticular una palabra. Pero Marga y Ana, la cuidadora que le ayuda, pueden leer en la expresión de su cara cuándo está a gusto, a veces diríase que incluso contenta, o tiene algún problema.

Marga Ventura y los cuidados que proporciona a su madre son el mejor ejemplo de hasta qué punto la atención y el cariño constantes y adecuados pueden mejorar la calidad de vida de los enfermos y prolongarla. También de cómo los familiares de enfermos de Alzheimer tenemos que abrirnos caminos y buscar soluciones con nuestros propios medios y hasta dónde somos capaces de llegar.

Me quedé fascinada un día en que fui a visitarla a su casa y me enseñó una pequeña caja en la que guardaba sus *joyas*. Nunca antes había visto objetos semejantes. Marga me los fue enseñando uno a uno, sacándolos de las bolsas en las que estaban protegidos con un orgullo y una delicadeza propios del guardián de un tesoro. Una compresa especial fabricada por ella misma con cáscaras de salvado, mucho más transpirable que las que se venden y con una absorción especial. Y, sobre todo, un colector de orina para mujeres, fabricado en material hipoalergénico que se adapta anatómicamente a la región púbica protegiendo completamente la zona genital y sujetándose a las caderas mediante una cinta elástica. Porque en todos estos años Marga se ha resistido a que su madre fuera sondada para evacuar la orina, una opción que quita mucho trabajo y problemas a los cuidadores pero que puede resultar molesta y perjudicial para los enfermos pues, entre otras cosas, la sonda es una fuente habitual de infecciones. De hecho, solamente ha tenido colocada una sonda vesical en una ocasión, mientras estuvo ingresada durante unas semanas en el hospital.

Así es que cuando Marga vio la noticia en un periódico de que una mujer malagueña, también hija de una enferma de Alzheimer, había diseñado y patentado ese colector para recoger la orina, removió cielo y tierra hasta dar con ella y hacerse con algunas unidades. El invento no se comercializaba todavía y sigue sin hacerlo, pese a su clara utilidad en casos de este tipo. ¿Por qué no le ha interesado a ninguna empresa comercializar algo así?

La odisea de la orina y el colector es tan sólo un descriptivo detalle. Marga, que tiene 49 años y es azafata de tierra, ha hecho del cuidado de los suyos —no sólo se ocupa de su madre, también de su padre, de 90 años— la principal razón de su vida. Vive con ellos. «Quiero a mis padres y amo la vida y a cada ser vivo», responde ella con sencillez cuando se le dice si acaso no es ése demasiado sacrificio. Que nadie piense que es una mujer amargada o sin ilusiones. Todo lo contrario. Aunque en ocasiones pueda sentir el hartazgo y el agotamiento que sentimos los cuidadores, Marga hace lo que ha elegido hacer. «Llévala a una residencia», le recomendó el médico cuando su madre entró en una fase avanzada de la enfermedad. Hubiera podido hacerlo, pero ella es de los que piensa que en ese tipo de centros los enfermos pierden irremisiblemente lo último y mínimo que les queda de personas. A veces hemos debatido sobre eso, porque yo tengo una idea diferente sobre este asunto. Creo que no todo el mundo sabe cómo hay que cuidar a un enfermo ni tiene las condiciones mínimas indispensables para hacerlo (tiempo, espacio,...). Que no todos los enfermos tienen los mismos comportamientos y que, en ocasiones, tampoco es una buena solución someter a toda una familia a la tensión de una convivencia imposible. Que cuando se dan ciertas circunstancias —o mejor dicho, cuando no se dan otras—, probablemente un buen centro es la mejor solución no sólo para la familia, sino también para el enfermo. Indudablemente, Marga y yo hemos podido organizarnos y hemos tenido unas posibilidades que no son quizá las de la mayoría de las familias. Un enfermo de este tipo necesita un mínimo de 105 horas de atención constante a la semana. Eso son más de 11 horas diarias. Evidentemente, no todo el mundo puede con eso, o no tiene los medios para pagar a un cuidador que lo haga.

El caso de Pilar Cabrer, que tiene 56 años y, como Marga, es otra de mis compañeras en la dirección de AFAL, ilustra muy bien esas contradicciones desgarradoras que plantea el Alzheimer. Su madre, que murió en 1999 tras doce años de enfermedad, tenía respecto a ella una dependencia muy marcada: había estado enferma en varias ocasiones y Pilar siempre la había cuidado. Cuando su médico de cabecera le planteó como mejor solución, ante el grado Alzheimer que presentaba, que la ingresara en una residencia —es lo que el mismo médico había hecho con la suya— a Pilar se le cayó el alma a los pies y entró en la desesperación. El comportamiento de su madre era cada vez peor, ella prácticamente no tenía nociones para manejarlo, y su familia —esposo y dos hijos universitarios, uno de los cuales tenía que dormir en la misma habitación que la enferma debido a la falta de espacio— tenía toda la buena voluntad del mundo pero apenas soportaba la tensión. Y ésa fue la horrible presión que soportó Pilar durante un montón de años. Por un lado, su convicción de cuidar a su madre y no separarse de ella mientras pudiera: «Si siempre hemos estado tan unidas, ¿cómo voy a dejarla ahora, que es cuando más me necesita?», se decía. Por otro, la certeza de que con ello estaba sometiendo a su marido y a sus hijos a una prueba que estaba más allá de sus capacidades y que, con ello, les estaba amargando la existencia, y, quizá, incluso perjudicándoles.

Se lamenta también de no haber tenido entonces los conocimientos que hoy tiene, gracias a la asociación, y de no haber podido aplicar todo cuanto hoy sabe sobre la enfermedad y sobre cómo hay que actuar con los enfermos. Su llegada a AFAL fue tardía.

Hoy, es una de las personas de la asociación más entregadas a la causa. Duerme con su teléfono móvil en la mesilla, por si alguien la llama por una emergencia. Acude donde la necesiten y, salvo fuerza mayor, no falta a una sola de las reuniones quincenales del grupo de ayuda mutua que hay en su barrio. «Me produce más gozo ayudar a alguien que ir al teatro», le he oído decir en varias ocasiones. Esos grupos son verdaderas redes de apoyo en los que los familiares se enseñan unos a otros estrategias de supervivencia, trucos e ideas para funcionar día a día y en los que, al mismo tiempo, pueden salir de su aislamiento y encontrar el apoyo emocional del que andan tan necesitados. Ya he dicho que a mí personalmente no me gusta participar en ellos, pero reconozco que son muy útiles y positivos. Hay incluso estudios que lo demuestran: los grupos de apoyo que ofrecen a los cuidadores información sobre la enfermedad y estrategias de actuación ayudan a prevenir trastornos y enfermedades que merman la calidad de vida de los cuidadores. También hay estudios sobre eso: las personas que nos hacemos cargo de enfermos de Alzheimer acudimos el doble de veces a las consultas de atención primaria que el resto de la población y sufrimos de mucha más ansiedad y depresiones.

No hace mucho nos fuimos las tres, Pilar, Marga y yo, al término de una de las reuniones de la dirección de AFAL, de vinos por el viejo Madrid, a olvidar por un rato nuestras penas. Lo pasamos francamente bien. Por una vez no hablamos del sempiterno tema de cómo conseguir ampliar nuestro radio de acción y lograr que los asociados se impliquen más y lleguen a entender que de la fuerza y el peso reivindicativo de las asociaciones que trabajamos sobre el Alzheimer y otras demencias dependen, en muchos casos, las acciones de la Administración y la comprensión social que recibamos. Cualquiera que nos observara desde fuera y viera lo bien que lo estábamos pasando y la fuerza con la que nos reíamos difícilmente hubiera podido hacerse a la idea del drama familiar que cada una de nosotras llevábamos dentro. ¡Qué sería de nosotros si no fuera por esos ratos de respiro! Hay que intentar buscar huecos o momentos para disfrutar debajo de las piedras. Es fundamental para no sucumbir al peso abrumador del trabajo y la enfermedad.

Fue una pena que Blanca Clavijo no pudiera venirse con nosotras. Es la presidenta de AFAL y tengo con ella una relación muy especial. Las dos llagamos a la dirección de la asociación hace tres años casi del mismo modo, por casualidad. Como cada socio, habíamos recibido en nuestra casa una carta que nos convocaba a una asamblea extraordinaria en la que se debatirían asuntos importantísimos. La entidad atravesaba los peores momentos desde su creación y se encontraba al borde de la disolución. Era una vez más la demostración de que los buenos propósitos, por sí solos, no llevan a ningún sitio. En una organización de este tipo hacen falta también criterios organizativos, un férreo control presupuestario y capacidad de gestión. De lo contrario, tarde o temprano, todo se va a pique llevándose también al fondo los buenos propósitos.

Se respiraba la tensión. Había que elegir una nueva dirección, pero allí no salían voluntarios. En medio de aquella reunión tumultuosa en la que no faltaban las rencillas personales tuve una intervención que impactó a la mayoría de los presentes. Claro que jugaba con ventaja. Tenía bastante experiencia en la gestión, tenía claro lo que quería decir y sabía decirlo. Mi intervención fue en la línea de que allí no estábamos para despotricar, sino para aportar soluciones. Y así fue como fui propuesta por aclamación miembro de la nueva junta. Nada más lejos de mi intención. Eso requería de un tiempo que desde luego yo no tenía, pero me di cuenta de que, si alguien no se decidía y aceptaba coger el toro por los cuernos, la asociación estaba herida de muerte. Puse una condición para aceptar: el nuevo equipo tenía que contar también con la participación de Blanca Clavijo, una mujer de ideas claras y sobradamente capacitada para un empeño de ese tipo. Felizmente Blanca aceptó la propuesta y no sólo eso: fue nombrada presidenta.

Las dos sabíamos que la revitalización de AFAL pasaba por la profesionalización de su equipo, por ampliar su radio de acción, por adoptar una gestión moderna y eficaz y por intentar captar nuevas fuentes de financiación que nos permitieran no depender tanto de los vaivenes de las subvenciones y de unas cuotas que apenas daban para cubrir los gastos del local y del funcionamiento. Que nuestro mayor interés iba a ser actuar en beneficio de los afectados por el Alzheimer estaba garantizado: por algo es condición que todos los miembros de la dirección sean familiares de un enfermo. Sólo faltaba aplicar a esa finalidad unos objetivos cuantificables en resultados. Y lo hemos conseguido. En estos años AFAL ha dado un salto cuantitativo y cualitativo de proporciones gigantescas.

Las trabajadoras sociales han multiplicado las llamadas atendidas y han recibido muchas más visitas concertadas de familiares necesitados de apoyo e información. Hemos animado y participado en la celebración de numerosas charlas, conferencias, congresos y jornadas. La revista *Alzheimer* ha seguido saliendo a la calle cada tres meses y hemos puesto en marcha un nuevo vehículo de comunicación, nuestra página web. Organizamos actividades continuas de formación, como cursos para familiares cuidadores, para cuidadores profesionales y para voluntarios, así como talleres de los más variados contenidos: técnicas y actitudes frente a la incontinencia, cuidados de enfermería, cocina para cuidadores, técnicas de relajación, masaje, movilizaciones y transferencias de enfermos que ya no caminan, cuestiones bioéticas, mecanismos para evitar la aparición de duelo patológico, técnicas de comunicación y resolución de conflictos...

Otro de los pilares sobre los que se centra el trabajo de la asociación son las actividades específicas de apoyo a enfermos y cuidadores. Para ello nuestros especialistas proporcionan asistencia psicológica individual y grupal a los familiares, les orientan médica y jurídicamente, proporcionan terapias de psicoestimulación a enfermos en fases leve y moderada, median en conflictos familiares, gestionan estancias en centros de día y ayudas a domicilio, facilitan valoraciones sobre residencias y han puesto en marcha programas que, como los de descanso dominical o vacaciones, tienen como principal objetivo hacer más llevadera, aunque sólo sea por unos pocos días, la vida de los cuidadores. ¡Cuántos de ellos no han podido descansar de la atención de su enfermo ni separarse de él ni un solo día en varios años! Como Reme, que durante siete años no se había despegado de su marido y fue una de las que participó este verano en el programa. Llevamos a un grupo de enfermos y a sus cuidadores unos días de descanso a un pueblo de la sierra de Madrid, en el que habíamos organizado actividades para ambos. Costó Dios y ayuda que Reme aceptara separarse de su marido para disfrutar, junto con el resto del grupo, de unas horas de esparcimiento. Cuando se alejaba de la casa donde estábamos alojados todos y se quedaban los enfermos haciendo algo de psicoestimulación no podía dejar de mirar hacia atrás para ver si lo veía. «Espacios de vida», se llama ese programa que ha arrancado en 2002 y del que todos nos sentimos orgullosísimos.

Ahora, otra de las estrellas de AFAL es el programa pionero Europa que consiste en la psicoestimulación con perros. Hemos dotado a cuatro enfermos de Alzheimer en fase leve y a sus respectivas familias de un perro especialmente adiestrado para convivir con ellos y acompañarles, de tal manera que podrían salir a la calle y hacer un recorrido más o menos amplio sin el riesgo de perderse. ¡Si hasta son capaces esos animales de detectar que el gas está encendido y apagarlo! ¿No es una maravilla?

En estos últimos años hemos pasado de gestionar un presupuesto de más de 222.000 euros a otro de 722.000, y hemos conseguido más de 300 nuevos socios. Atendemos una media diaria de entre 80 y 100 llamadas telefónicas (llegan a ser 300 en septiembre, cuando se celebra el Día Internacional del Alzheimer), y las trabajadoras sociales atienden a cinco familias al día, durante al menos una hora. Señales de que andamos por el buen camino. Pero todos estamos convencidos de que informar y apoyar a las familias, que es tanto como decir apoyarnos a nosotros mismos como individuos y como colectivo, no es suficiente. El modo en que todos vivimos la enfermedad puede mejorar pero, en realidad, no podremos hablar de un futuro distinto hasta que la ciencia no aporte soluciones. Por eso nos parece fundamental no escatimar esfuerzos en la investigación, y, en la medida de nuestras posibilidades, apoyamos también proyectos en este sentido. Como el de la Fundación Pérez Modrego, de la Universidad Complutense de Madrid y su Instituto de Magnetoencefalografía, para el diagnóstico precoz. O, muy especialmente, el capitaneado por el doctor Fernando Valdivieso, que ahora es director general de Investigación del Ministerio de Ciencia y Tecnología, y la Fundación Severo Ochoa, cuya línea de investigación está centrada en discernir un posible origen vírico de la enfermedad. Se trata de un grupo de científicos que estaba empeñado en llevar adelante su trabajo sin que ningún laboratorio les financiase y eso nos pareció un dignísimo empeño y un magnífico punto de partida. Desde nuestra asociación estamos bastante habituados a ver cómo la clase médica, en alianza con los laboratorios, intenta acercarnos a su órbita por todos los medios. ¡Y eso que el asociacionismo en España está todavía en pañales, a años luz de distancia de la referencia en este terreno, que es Estados Unidos!

Cuando Blanca y yo realizamos juntas algún viaje para visitar a alguna de las entidades que nos financian y presentar nuestros proyectos, charlamos largo y tendido sobre todos estos asuntos, y sobre lo que parece ser un techo que limita nuestra fuerza y es difícil de romper. Es necesario que todos, por el bien de nosotros mismos, de nuestros enfermos y por el futuro de nuestra sociedad, nos impliquemos mucho más en el trabajo de las asociaciones que, como AFAL, desarrollan un trabajo necesario y cubren un espacio al que no pueden llegar ni las empresas privadas ni los poderes ni los recursos públicos. ¿Pero cómo vamos a hacerlo si la mayoría de las familias y de los afectados apenas tiene siquiera el tiempo necesario para prestar la atención que su enfermo requiere? ¿Cómo conseguir desdoblarnos si trabajamos, tenemos que cuidar de nuestro enfermo y del resto de nuestra familia?

Blanca es un buen ejemplo de cómo hay personas dispuestas a hacerlo y lo consiguen. Tiene 35 años, dos hijos de cinco y dos, trabaja en su despacho desde el que se ha especializado en la asesoría jurídica en casos de incapacitados y todo tipo de dependientes, tiene en su casa a su madre, víctima del Alzheimer desde hace nueve años, y es la presidenta de AFAL. También, una buena muestra de que el Alzheimer no siempre presenta una cara feroz. «Mi madre está estupenda. ¡Fíjate que duerme de diez de la noche a ocho de la mañana sin necesidad de tomar ni una sola pastilla!», me explicaba en el avión, rumbo a Barcelona, donde acudíamos para participar en la XVIII Conferencia Internacional sobre Alzheimer, que se celebró allí entre el 23 y el 26 de octubre de 2002.

En aquel foro, se expresó la necesidad de seguir luchando por un presente y un futuro mejor para los nuestros, se habló de las esperanzas de la ciencia, de experiencias cada vez más numerosas y diversas que nos dicen que la vida de los enfermos de demencia no ha de ser obligatoriamente un infierno. Cuando todos los presentes vimos a John Ashley, de 79 años, que tiene demencia de los Cuerpos de Lewy en estadío precoz desde hace cinco años, trabaja como directivo en el Sistema Nacional de Salud inglés y es uno de los miembros más activos de la Sociedad Británica sobre el Alzheimer, nos reafirmamos en que, aunque son las enfermedades las que mandan, existe un pequeño margen de maniobra para que la persona deje oír su palabra. «Si conocen a personas con demencia en estado precoz, o deterioro cognitivo ligero, por favor, háblenles, no les subestimen», dijo John a todos los presentes. En esos primeros estadíos de la enfermedad, pocas cosas hay más dañinas que la infantilización de los enfermos, tratarlos como a personas totalmente incapacitadas y prohibirles hacer cosas. Creo que ninguno de nosotros podrá olvidar jamás la energía y el poder de convicción de las palabras de este hombre.

Nos esperaba también una buenísima sorpresa. Ana Pastor, ministra de Sanidad y Consumo, anunciaba durante la conferencia de Barcelona que, por fin, el Plan Nacional de Alzheimer, tras muchísimos meses de incertidumbres y zozobras en los que parecía inviable, se pondrá en marcha en 2003. Ojalá que ello sea la garantía de una asistencia sociosanitaria suficiente y humana para todos los enfermos de Alzheimer de España.

Fueron unas sesiones tan agotadoras como llenas de esperanza. El viaje había merecido la pena. De vuelta en casa, me encontré a José Antonio como esperaba, sentado en su sillón frente al televisor, viendo o quizá imaginando quién sabe qué cosas. «¡José, José!», le llamé, como siempre, agitando los brazos según entraba por la puerta y dirigiéndome hacia él para abrazarle. Sus ojos brillaron, más achinados durante unos segundos, los músculos de la cara cambiaron de posición, los labios se entreabrieron... Quizá otros no puedan apreciarlo, pero yo sé que eso es una sonrisa. Que está sonriendo. Es posible que José no sepa que soy su mujer, que no me conozca. Pero se alegra cuando estoy cerca. ¿No es ésa una gran recompensa?

Es hora de acabar. Estas páginas que empecé hace un año me han servido para revivir el pasado. Espero que sean útiles a los demás. A mí me han servido para crecer y enfrentarme al presente. ¿Cuál será el futuro? Nadie lo sabe. Ni siquiera sé si el futuro existe. Sin embargo, después de contemplar estos años pasados, de una cosa sí estoy segura: sé que mis hijos y yo lo podremos afrontar, porque hemos aprendido a ayudarnos y hemos encontrado en el cuidado del padre y del marido una razón más poderosa que la muerte o, lo que es peor, el olvido.

Direcciones útiles

Asociación de Familiares de Enfermos de Alzheimer de Madrid.

C/ General Díaz Porlier, 36. 28001 Madrid. Teléfono: 91 309 16 60. Http://www.afal.es

Confederación Española de Familiares de Enfermos de Alzheimer y otras demencias.

Avenida Pío XII, 37. Entreplanta. Oficina 5. 31008 Pamplona (Navarra). Teléfono: 948 17 79 07.

(Está constituida por 13 federaciones autonómicas y seis asociaciones uniprovinciales, englobando un total de 99 asociaciones de toda España. Http://www.ceafa.org)

Fundación Alzheimer España.

C/ Rafael Salgado 7, 1º dcha. 28036 Madrid. Teléfono: 91 344 18 30. Http://www.solitel.es/alzheimer/alzheimer.htm

Fundación Maria Wolff.

C/ Cardenal Silíceo, 14. 28002 Madrid. Teléfono: 91 510 30 29. Http://www.mariawolff.es

Http://www.alzheimer-online.org

Primer portal hispano sobre la enfermedad de Alzheimer, especializado en consultas respondidas por especialistas.

Http://www.uam.es/centros/psicologia/paginas/cuidadores/index.html

Página destinada a cuidadores, familiares y profesionales.

Http://www.alzheimer-europe.org/spanish/index.html

Página de la Asociación de Alzheimer de Europa. ONG cuyo objetivo es la coordinación y cooperación entre las asociaciones y organizaciones europeas dedicadas al Alzheimer, y la organización del apoyo a los que padecen la enfermedad y a sus cuidadores.

Http://www.familialzheimer.org

Iniciativa de la Fundación ACE y los laboratorios Novartis con información completa acerca de la enfermedad, recursos disponibles e intercambio de experiencias.

Http://www.theforgetting.com

Para ampliar información, incluidas las novedades en la investigación, y enlaces a recursos en la red (en inglés).

Http://www.alz.org

Página de la Alzheimer´s Association (en inglés).

Bibliografía

Alonso Asenjo, María Paz, «Guía práctica de cuidados para personas afectadas de enfermedad de Alzheimer: cuidados de enfermería a los enfermos de Alzheimer u otras demencias», *Cuadernos prácticos sobre la enfermedad de Alzheimer y otras demencias,* vol. 1, AFAL, Madrid, 2000.

Álvarez, Carlos, *El Alzheimer. La enfermedad y su entorno,* Eneida, Madrid, 2002.

Avadian, Brenda, *¿Dónde están mis zapatos?,* Témpora, Madrid, 2002.

Barlés, Guillermo Pascual y, *El cuidador de pacientes con demencia tipo Alzheimer,* Esteve, Barcelona, 2000.

Bayley, John, *Elegía a Iris,* Alianza Editorial, Madrid, 2000.

García Férez, José, «¿Cómo debemos tratar y cuidar a una persona con enfermedad de Alzheimer?», *Cuadernos prácticos sobre la enfermedad de Alzheimer y otras demencias,* vol. 4, AFAL, Madrid, 2002.

Guía de arquitectura. Adaptación y habilitación de la vivienda para personas con Alzheimer y deficiencias de movilidad, Fundación La Caixa, Barcelona, 2002.

Linne Dippel, R., y Hutton, T., *Asistencia y cuidado del paciente de Alzheimer. Guía práctica,* Témpora, Madrid, 2002.

Martínez Lage, José Manuel, Khachaturian, Zaven S. y otros, *Alzheimer XXI: ciencia y sociedad,* Masson, Barcelona, 2001.

Martínez Maroto, Antonio, «Temas jurídicos relacionados con la enfermedad de Alzheimer y otras demencias», *Cuadernos prácticos sobre la enfermedad de Alzheimer y otras demencias,* vol. 3, prólogo de Margarita Retuerto Buades, AFAL, Madrid, 2002.

Molloy, William y Caldwell, Paul, *La enfermedad de Alzheimer: una guía práctica para cuidadores y familiares,* Ed. Paidós Ibérica, Barcelona, 2002.

Selmes, Jacques y Selmes, Micheline Antoine, *Vivir con la enfermedad de Alzheimer: guía práctica para los cuidadores, los familiares y para todos aquellos que estén cercanos a una persona afectada por la enfermedad de Alzheimer,* Meditor, Madrid, 1996.

Shenk, David, *El Alzheimer,* Espasa-Calpe, Madrid, 2002.

Snowdon, David, *678 monjas y un científico,* Ed. Planeta, Barcelona, 2002.

VV. AA., *Centros de día Alzheimer: Puesta en marcha y gestión,* CEAFA, 2002.

Woods, Robert T., *La enfermedad de Alzheimer: enfrentarse a la muerte en vida,* Ministerio de Asuntos Sociales, Madrid, 1991.